DE LA

FOLIE PARALYTIQUE

ET DU

RAPPORT DE L'ATROPHIE DU CERVEAU

A LA DÉGRADATION DE L'INTELLIGENCE DANS LA FOLIE

PRINCIPAUX OUVRAGES DE L'AUTEUR.

Discours d'introduction à l'histoire de la médecine, 1833.

Recherches sur l'encéphale, sa structure, ses fonctions et ses maladies :
    1er mémoire : Du volume de la tête et de l'encéphale chez l'homme,
        1836 ;
    2e mémoire : Des altérations de l'encéphale dans l'aliénation mentale,
        1836.

Recherches statistiques sur les causes de l'aliénation mentale, 1839.

Traité théorique et pratique de la folie :
    1° Observations particulières et documents nécroscopiques, 1841.
    2° Symptomatologie, publication commencée dans les Annales mé-
        dico-psychologiques.

Du cœur, de sa structure et de ses mouvements, ou Traité anatomique,
    physiologique et pathologique des mouvements du cœur de l'homme,
    2e édition, avec atlas de 10 planches in-4, 1848.

Des principes à suivre dans la fondation et la construction des asiles
    d'aliénés, avec 4 planches, 1853.

Recherches sur le sang dans l'état physiologique et l'état pathologique,
    1er, 2e et 3e mémoires, 1856-1857.

Du siége commun de l'intelligence, de la volonté et de la sensibilité chez
    l'homme, 1856.

Statistique médicale des établissements pénitentiaires :
    1° Collection des plans des maisons centrales de force et de correction
        de l'empire français, 1856.
    2° Statistique médicale des maisons centrales, 1859.

DE LA
FOLIE PARALYTIQUE

ET DU

RAPPORT DE L'ATROPHIE DU CERVEAU

A LA DÉGRADATION DE L'INTELLIGENCE DANS LA FOLIE

PAR

Max. PARCHAPPE

Inspecteur général de première classe des établissements d'aliénés
et du service sanitaire des prisons.

***

PARIS

LIBRAIRIE DE VICTOR MASSON

PLACE DE L'ÉCOLE-DE-MÉDECINE

1859

» présentés à l'asile de Saint-Yon, du 1er janvier 1835 au
» 1er janvier 1848, j'ai constaté positivement l'existence
» du ramollissement caractéristique de la couche corticale
» cérébrale. »

N'y a-t-il pas là, messieurs, bien évidemment ,bien in-
contestablement, la formule claire et nette d'une doctrine
positive, complétement énoncée dès 1838, sur la paralysie
générale des aliénés?

N'ai-je pas établi que la maladie désignée sous ce nom
constitue nosologiquement une espèce distincte, par ses
causes, par ses symptômes, par son siége, par ses altérations anatomo-pathologiques, par sa marche?

N'ai-je pas donné, le premier, un nom à cette espèce
morbide, en l'appelant folie paralytique, pour la distin-
guer de la folie proprement dite, sans rompre le lien qui la
rattache à cette autre espèce morbide?

N'ai-je pas affirmé que la folie paralytique a pour siége
la couche corticale cérébrale, et qu'elle a pour caractère
anatomo-pathologique constant et pathognomonique le ramollissement de la couche corticale cérébrale?

N'ai-je pas rapporté à la phlegmasie la nature anatomo-
pathologique de l'altération constante, du ramollissement
de la couche corticale?

Tout cela, sans contredit, constitue bien une doctrine
pathologique complète.

Mais cette doctrine m'appartient-elle réellement? En
d'autres termes, est-elle réellement différente des doctrines
adoptées par les aliénistes, et notamment par MM. Bayle et
Calmeil, avant 1838, époque où je l'ai pour la première
fois formulée.

Toutes les fois que, dans le cours de mes travaux, j'ai
cru avoir rencontré un résultat nouveau, avant de pré-
tendre à me l'approprier en le publiant, je me suis attaché

à le comparer attentivement avec les résultats constatés dans l'histoire ancienne et contemporaine, et je me suis constamment imposé le devoir d'exposer loyalement et complétement tout ce que j'ai pu connaître des travaux de mes devanciers.

C'est ainsi que dans mon mémoire de 1838 sur les altérations de l'encéphale dans l'aliénation mentale, j'ai consacré à l'histoire de la science un chapitre qui forme près du tiers de l'ouvrage.

Pour l'appréciation détaillée de toutes les données historiques sur l'état de la science qui a servi de point de départ à mes travaux, je suis forcé de renvoyer à ce mémoire qui les contient exactes, j'en suis sûr, complètes, je le crois.

En ce qui concerne ma doctrine sur la folie paralytique, ce que j'ai à prouver ici, c'est qu'elle diffère essentiellement des doctrines adoptées ou proposées jusqu'à 1838.

La connaissance pathologique de la paralysie générale des aliénés remonte jusqu'à Esquirol, et même jusqu'à Haslam, comme je l'ai le premier constaté.

La nature anatomo-pathologique de cette maladie, qui était généralement considérée comme une terminaison de l'aliénation mentale, n'a été l'objet d'une étude spéciale qu'à partir de 1822, pour MM. Delaye, Foville et Pinel-Grandchamp, pour M. Bayle et pour M. Calmeil.

Pour tous les autres aliénistes, la question d'anatomie pathologique s'est renfermée dans le rôle général à attribuer aux altérations encéphaliques, les uns affirmant, les autres niant que la folie pût être considérée comme dépendante des altérations qu'il est possible de constater dans le cerveau des aliénés après la mort.

M. Bayle, dans sa *Thèse sur l'arachnitis* en 1822, dans sa *Nouvelle doctrine des maladies mentales* en 1825, et dans son *Traité des maladies du cerveau et de ses mem-*

branes, en 1826, s'est attaché à développer et à justifier une doctrine qui consiste, au point de vue anatomo-pathologique, à rattacher à la méningite cérébrale : d'une manière générale, toutes les maladies mentales ; d'une manière spéciale, la folie accompagnée de délire ambitieux et de paralysie générale. Cette doctrine est née des travaux de Lallemand et d'une erreur de Lallemand.

Lallemand avait fort justement reconnu que la méningite aiguë s'accompagne constamment de délire. Mais il s'était trompé en affirmant qu' « on n'observe jamais le » délire dans les inflammations du cerveau exemptes de » complications, et que ce symptôme appartient spéciale-» ment aux inflammations de l'arachnoïde. »

C'est la même vue que M. Bayle a transportée dans l'étude de la folie. Le délire chronique de la folie a été par lui attribué à la méningite chronique. Et la folie avec délire ambitieux et paralysie générale a été, pour M. Bayle, une méningite de la convexité du cerveau.

C'est bien là une doctrine, mais c'est une doctrine différente de la mienne ; et, de plus, c'est une doctrine fausse.

Tous mes travaux sur l'aliénation mentale aboutissent à une négation de la doctrine générale de M. Bayle. Et ma doctrine sur le siége de la folie paralytique est une négation de la doctrine spéciale de M. Bayle sur la paralysie générale des aliénés ; ce qu'il a attribué à la méningite, je l'ai nié, et je l'ai attribué à l'inflammation de la couche corticale cérébrale.

En 1822 et 1823, MM. Delaye, Foville et Pinel-Grandchamp, dans deux mémoires sur le siége spécial de différentes fonctions du système nerveux, M. Delaye dans sa thèse de 1824, et M. Foville dans l'article ALIÉNATION MENTALE du *Dictionnaire de médecine et de chirurgie pra-*

tiques, ont formulé, en s'appuyant sur l'anatomie pathologique, une doctrine qui se résume en ces deux propositions :

1° Les altérations de la substance corticale sont étroitement liées aux dérangements intellectuels.

2° Les altérations de la substance blanche sont directement liées aux altérations des mouvements. Elle attribue pour caractère anatomo-pathologique, à la paralysie générale des aliénés, l'induration de la substance blanche du cerveau.

Cette doctrine, qui nie celle de MM. Lallemand et Bayle, n'est pas la mienne, et n'est pas pour moi plus fondée que celle de MM. Lallemand et Bayle.

Enfin, c'est en 1826 que mon honorable et savant ami, M. Calmeil, a publié son précieux *Traité de la paralysie considérée chez les aliénés.*

J'ai l'espoir fondé que les travaux que M. Calmeil a entrepris depuis de longues années pour perfectionner, à l'aide de l'observation microscopique, l'anatomie pathologique du cerveau, le conduiront à confirmer, dans ce qu'elle a d'essentiel, la doctrine que j'ai introduite dans la science relativement à la folie paralytique.

Mais il est certain que cette doctrine n'était pas la sienne à l'époque où il a publié son ouvrage. On peut même affirmer qu'à cette époque, M. Calmeil n'avait pas encore de doctrine arrêtée sur la nature anatomo-pathologique de la folie paralytique. Pour le prouver, il me suffira de citer les conclusions formulées par M. Calmeil, pages 415 et 416 de son traité.

« I. Les altérations trouvées dans le crâne des aliénés » morts dans un état de paralysie générale... n'expliquent » pas suffisamment les symptômes observés pendant la » vie. »

(Dans l'énumération de ces altérations, M. Calmeil com-

prend l'enlèvement de la substance grise, la mollesse, l'en-
durcissement, la coloration, l'injection de cette même substance.)

« II. On est forcé d'avouer l'insuffisance de ces altéra-
» tions, en réfléchissant qu'elles ne sont pas constantes,
» qu'elles se trouvent chez des sujets non paralytiques,
» ou qu'elles auraient eu une marche *spéciale*, nullement
» à comparer avec celle qui est propre à la paralysie gé-
» nérale.

» III. Presque tous ces désordres, examinés avec impar-
» tialité, indiquent qu'il a existé une phlegmasie chronique
» vers l'encéphale ; que cette phlegmasie a exercé ses prin-
» cipaux ravages à la superficie des circonvolutions, dans
» la substance grise et les enveloppes du cerveau.

» IV. Il est permis de conclure que c'est une phlegmasie
» chronique qui donne naissance à la paralysie générale,
» en déterminant dans le cerveau une *modification iden-*
» *tique*, que nous n'avons pas su apprécier, et qui, indé-
» pendamment des désordres signalés, devait exister chez
» tous les individus que nous avons disséqués. »

Ainsi, il est certain que j'ai formulé en 1838, et que
j'ai constamment soutenu, depuis cette époque jusqu'à ce jour, une doctrine spéciale sur la paralysie générale des aliénés, qui a consisté essentiellement à séparer
cette maladie de la folie simple et de ses diverses formes,
comme une espèce distincte, sous le nom de *folie paraly-*
tique ; à lui attribuer pour siége la couche corticale cérébrale ; à lui assigner pour caractère anatomo-pathologique
constant et pathognomonique le ramollissement de la couche
corticale cérébrale ; et à rapporter ce ramollissement, pour
sa nature pathologique, à la phlegmasie.

Il n'est pas moins certain que cette doctrine diffère de
toutes celles qui se sont produites dans la science avant 1838,

et notamment des doctrines adoptées par MM. Lallemand et Bayle, par MM. Delaye, Foville et Pinel-Grandchamp, par M. Calmeil.

Cette doctrine est donc la mienne.

Si elle contient la vérité, comme je le crois depuis vingt ans, et comme j'espère que tous bientôt le croiront, n'est-il pas juste de reconnaître que cette vérité était ma propriété en 1838, longtemps avant de devenir, aujourd'hui ou plus tard, la propriété de tous ?

PREMIER DISCOURS DE M. PARCHAPPE

PRONONCÉ

DANS LA SÉANCE DE LA SOCIÉTÉ MÉDICO-PSYCHOLOGIQUE

DU 26 AVRIL 1858.

La Société médico-psychologique m'a fait l'honneur de m'autoriser à ouvrir la discussion à laquelle elle se propose de soumettre le sujet important de la paralysie générale des aliénés.

Il a été convenu, dans la précédente séance, qu'une première et fondamentale question serait tout d'abord examinée, celle de la nature de la maladie.

En revendiquant ici, il y a peu de temps, mon droit à la propriété d'une doctrine spéciale sur la nature de la folie paralytique, je crois avoir répondu d'avance à la question actuellement posée devant la Société.

Je me propose aujourd'hui de démontrer, à l'aide des développements indispensables, l'exactitude de la solution donnée par cette doctrine aux deux questions principales que soulève le problème de la nature de la paralysie générale des aliénés :

1° La paralysie générale des aliénés est-elle une espèce morbide distincte ?

2° Quelle place lui assigner dans une classification nosologique ?

1° *La paralysie générale des aliénés est-elle une espèce morbide distincte ?*

L'espèce, en nosologie, s'appuie nécessairement, comme dans les autres sciences, sur les idées fondamentales de ressemblance et de dissemblance entre des individualités.

Pour qu'un état morbide puisse être considéré comme une espèce, il faut qu'il réalise, par l'ensemble de ses caractères essentiels, une sorte d'individualité susceptible d'être rapportée, à raison de sa ressemblance avec d'autres individualités, à un type commun qui représente l'espèce, et d'être, à raison de la dissemblance, séparée de toutes les autres individualités.

Les caractères comparables, qui fondent l'individualité et l'espèce, diffèrent considérablement d'une science à l'autre, et doivent être empruntés à la nature spéciale des objets de la spéculation scientifique.

Ainsi, en pathologie, ils doivent être cherchés dans la nature même de la maladie, c'est-à-dire dans ce qui constitue essentiellement, d'après nos connaissances acquises, toute maladie.

Or, la conception la plus exacte que nous puissions nous faire d'une maladie, c'est celle d'un développement, dans un organisme vivant, de phénomènes anormaux liés entre eux de manière à former un tout ayant un commencement et une fin, se produisant par une cause et tendant à un but.

Tout développement de ce genre offre à l'analyse les éléments essentiels suivants :

1° La cause ou les causes qui ont donné naissance au développement morbide ;

2° Les symptômes ou les manifestations de trouble fonctionnel qui expriment le développement morbide ;

3° Le siége de la maladie, déterminé soit physiologiquement d'après l'organe ou l'appareil qui doit être considéré comme le point de départ du trouble fonctionnel, soit anatomiquement d'après les altérations organiques constamment révélées par l'autopsie cadavérique ;

4° La nature anatomo-pathologique des altérations organiques constantes ;

5° La marche suivie par le développement morbide, en tant qu'elle se révèle par la succession et la connexion des symptômes et des altérations organiques, et par la terminaison de la maladie.

La question de savoir si la paralysie générale des aliénés constitue véritablement une espèce nosologique, est celle de savoir si les états morbides qu'on désigne habituellements sous ce nom représentent un développement morbide identique et susceptible d'être distingué de tout autre, à raison des causes, des symptômes, du siége, des altérations organiques et de la marche.

C'est ce que je vais successivement vérifier en m'appuyant sur les faits principaux et le mieux démontrés.

1° *Causes.* — La paralysie générale des aliénés est habituellement produite par un concours de causes déterminantes et prédisposantes, qui ne lui sont pas exclusives, mais qui, par leur ensemble, lui deviennent propres. Ainsi, les causes déterminantes sont généralement au nombre de celles qui provoquent une surexcitation forte et prolongée du cerveau : les excès sensuels, notamment l'abus des boissons alcooliques, de la bonne chère, des plaisirs vénériens ; et les excès intellectuels représentés surtout par les veilles prolongées et les préoccupations d'affaires, d'entreprises, de travaux.

Les prédispositions dans cette maladie ont encore un caractère plus spécial : elle frappe beaucoup plus fréquemment les hommes que les femmes, et atteint de préférence, chez les uns et les autres, l'âge de trente à quarante-cinq ans.

2° *Symptômes.* — La paralysie générale des aliénés est symptomatiquement caractérisée, d'une manière toute spéciale, par une lésion apyrétique, simultanée et générale de l'intelligence, de la motilité volontaire et de la sensibilité.

De plus, dans cette maladie, la lésion de chacune de ces fonctions cérébrales offre des caractères particuliers.

L'intelligence est constamment altérée dès le début de la maladie. Le plus souvent l'altération a les caractères du délire, qui se manifeste ordinairement sous la forme maniaque et moins fréquemment sous la forme mélancolique.

La forme maniaque s'accompagne très fréquemment de la conscience d'une exagération chimérique dans les forces intellectuelles et physiques, et de conceptions délirantes relatives à la richesse et aux grandeurs.

Assez souvent le délire proprement dit manque, et l'altération de l'intelligence consiste en un simple affaiblissement de la mémoire et du jugement, qui imprime à la maladie, dès l'origine, les caractères de la démence.

Au reste, l'affaiblissement des facultés intellectuelles se signale déjà, même à travers les manifestations délirantes du début, et cet affaiblissement, qui devient de jour en jour plus prononcé, mesure en quelque sorte par ses progrès la marche croissante de la maladie, jusqu'au moment où l'effacement absolu du délire et l'abolition complète de toute intelligence en caractérise la dernière phase.

L'altération de la motilité consiste dans un affaiblissement des mouvements volontaires, qui se traduit, dès l'origine de la maladie, par un tremblement des muscles de la bouche et de la langue, par un embarras plus ou moins prononcé dans la prononciation des mots, par l'hésitation dans la marche et le défaut de solidité dans la station.

L'altération de la motilité se prononce de plus en plus

dans tous les muscles volontaires, et s'étend quelquefois jusqu'aux sphincters de la vessie et de l'anus.

Parvenue à son plus haut degré, elle condamne le malade au mutisme et à l'immobilité absolue.

L'altération de la sensibilité, à peine appréciable au début de la maladie, porte principalement sur la sensibilité tactile, dont la diminution peut être constatée positivement, à une époque plus ou moins avancée, par les divers procédés connus.

En ce qui touche les sensations spéciales de la vue et de l'ouïe, elle ne consiste qu'en une sorte d'émoussement de leur acuité.

Au reste, la diminution de la sensibilité générale, en tant que perception des sensations, suit, dans son développement, la diminution des autres facultés intellectuelles et ne s'éteint complétement qu'avec elles.

3° *Siége.* — La maladie, dans la paralysie générale, a pour siége la couche corticale des deux hémisphères cérébraux. L'anatomie pathologique fournit à ce sujet une preuve positive par la constance de l'existence, dans la couche corticale des deux hémisphères cérébraux, d'altérations caractéristiques d'un état inflammatoire, parmi lesquelles domine le ramollissement de la substance corticale ; et une preuve négative par l'absence, dans quelques cas, de toute autre altération, et notamment de toute altération des méninges.

La preuve anatomique est confirmée par l'ensemble des considérations physiologiques qui conduisent à placer le siége des fonctions lésées, intelligence, mouvement volontaire et perception des sensations, dans la couche corticale cérébrale.

MM. Foville et Pinel-Grandchamp ont les premiers assigné pour siége précis à l'intelligence la couche corticale cérébrale, opinion qui a été admise par Lallemand et qui est aujourd'hui généralement accréditée.

J'ai le premier affirmé et entrepris de démontrer que la couche corticale cérébrale doit être et est en effet l'organe central de la motilité volontaire et de la sensibilité perçue.

La physiologie s'accorde donc avec l'anatomie patholo-gique dans la détermination du siége de la maladie dési-gnée sous le nom de *paralysie générale des aliénés.*

Je crois devoir ici, en ce qui touche la preuve anatomo-pathologique, aller au-devant des objections et des con-tradictions qui ne manqueront pas de se reproduire dans le cours de la discussion.

Il est d'abord important de remarquer qu'une erreur de diagnostic pendant la vie n'est pas très difficile. Il y a des cas de manie avec volubilité de la parole et balbutiement, qui peuvent être confondus avec la folie paralytique, et devant lesquels les médecins les plus expérimentés peu-vent hésiter avant de se prononcer. Il y a des cas de dé-mence simple, parvenue au plus haut degré, avec mutisme et immobilité, et des cas de maladies diverses de l'encé-phale avec affaiblissement ou abolition de l'intelligence, embarras de la parole, difficulté de la marche, impossibilité de la station, qui peuvent simuler la paralysie générale des aliénés. En pareil cas, il faut s'abstenir de se prononcer, pendant la vie, sur l'existence de la folie paralytique, si l'on veut éviter de se tromper et de compromettre la science par des faits qui ne sont qu'apparemment contra-dictoires.

Je me suis constamment conformé à cette règle dans mes recherches.

Dans tous les cas de folie paralytique vraie que j'ai eu à constater, et où j'ai pu porter, pendant la vie, un diagnos-tic certain, et le nombre de ces cas s'est élevé à 322, j'ai, constamment et sans exception , constaté l'existence du ramollissement inflammatoire dans une étendue plus ou moins considérable des deux hémisphères cérébraux.

Plusieurs fois, si je m'en étais rapporté aux simples apparences, et si je m'étais borné aux procédés d'examen le plus ordinairement employés , j'aurais pu méconnaître l'existence de l'altération caractéristique. Les méninges étaient saines; elles se détachaient de la surface cérébrale sans donner lieu à cette décortication qui révèle habituellement, dès la première traction, l'état de ramollissement de la couche corticale. La surface cérébrale n'était pas altérée dans sa couleur ; sa consistance semblait même augmentée. Le cerveau coupé par tranches paraissait parfaitement sain ; mais un examen plus approfondi et le recours à un procédé mécanique plus efficace m'ont permis, dans ces cas, de constater positivement le ramollissement de la couche corticale dans sa partie moyenne. Le manche d'un scalpel, légèrement engagé dans la moitié de l'épaisseur de la couche, permettait, en soulevant doucement la portion externe de cette couche, de la détacher dans une étendue plus grande que celle où s'exerçait l'action de l'instrument, et d'obtenir par ce procédé la décortication que détermine si facilement, dans le plus grand nombre des cas, la simple traction exercée par les membranes.

L'efficacité de ce procédé, pour démontrer la réalité de l'existence du ramollissement, se révèle aussi dans les cas ordinaires où la décortication se produit par la simple traction des membranes. C'est au niveau du bord libre des circonvolutions que ce résultat est obtenu. Mais ce serait une grande erreur que d'admettre dans ces cas l'existence du ramollissement là seulement où la décortication se produit par la traction des membranes. Le ramollissement de la couche corticale existe tout aussi prononcé en beaucoup de points de la partie des circonvolutions, qui correspond aux anfractuosités, et du bord libre des circonvolutions d'où les membranes se sont détachées sans déterminer la décortication. Dans tous ces points, c'est en soulevant à l'aide du manche du scalpel la portion externe de la couche corticale qu'on peut constater avec la plus entière évidence l'existence du ramollissement.

Je crois que les faits d'intégrité parfaite de la couche corticale cérébrale dans la folie paralytique, qui ont été invoqués, doivent être expliqués ou par l'erreur de diagnostic pendant la vie, ou par l'insuffisance des procédés d'exploration après la mort.

Quant à l'appel qui a été fait au microscope, comme au seul moyen de fixer la science sur la question du siége de la paralysie générale des aliénés, je crois pouvoir affirmer que, pour la solution de cette question, l'intervention du microscope n'est pas indispensable. Sans aucun doute, on peut attendre des observations microscopiques beaucoup de lumières et beaucoup de services. Je suis convaincu que le microscope confirmera, et il paraît qu'il a déjà confirmé, la nature inflammatoire des altérations de la couche corticale dans la paralysie générale des aliénés.

Mais il n'est pas, à mon avis, dans la destinée de l'anatomie microscopique de remplacer l'anatomie ordinaire. L'œil armé du microscope n'est pour moi que l'auxiliaire de l'anatomie qui se fait à l'œil nu et par le toucher ; et les observations microscopiques, pour obtenir une valeur scientifique, n'auront pas à renverser, mais à confirmer, en les éclairant toujours et en les modifiant quelquefois, les données fondamentales de l'anatomie pathologique.

4° *Nature des altérations.* — Toutes les données de l'anatomie pathologique s'accordent à affirmer la nature inflammatoire de la lésion caractéristique de la couche corticale cérébrale dans la paralysie générale des aliénés.

Cette lésion a pour caractères spéciaux, dans cette maladie, de s'étendre simultanément aux deux hémisphères cérébraux, et principalement aux lobes antérieurs et moyens, de s'associer presque constamment à des altérations inflammatoires des méninges, fréquemment au ramollissement inflammatoire de la substance grise des ganglions intracérébraux, du cervelet et de la moelle épinière, à une altération granuleuse des parois ventriculaires et à l'induration de la substance blanche cérébrale, et enfin très-fréquemment à l'atrophie des circonvolutions.

5° *Marche.* — La marche du développement morbide, dans la paralysie générale des aliénés, a des caractères qui lui sont propres, en ce qui se rapporte à la succession et à la connexion des symptômes et des altérations organiques et à la terminaison de la maladie.

L'altération de l'intelligence est constante dès le début, au moins sous la forme d'affaiblissement de la mémoire et du jugement, et très fréquemment sous la forme du délire maniaque ou mélancolique. L'affaiblissement des facultés intellectuelles va toujours croissant jusqu'à leur abolition.

L'altération de la motilité n'apparaît très sensiblement qu'après l'altération de l'intelligence. Elle peut manquer absolument au début de la maladie, ainsi que l'atteste le doute dans lequel les aliénistes les plus expérimentés sont quelquefois forcés de se maintenir, pendant plusieurs jours et même plusieurs semaines, sur la vraie nature de l'état morbide, à raison de l'absence de tout symptôme de paralysie.

Le plus souvent l'altération de la motilité se manifeste tout d'abord et principalement, sinon exclusivement, dans la parole, et s'étend ensuite aux autres mouvements volontaires, notamment à ceux qui effectuent la marche et la station.

Il arrive quelquefois que la marche et la station sont déjà fort embarrassées quand la parole est à peine atteinte.

Il n'est pas rare que la paralysie incomplète se montre simultanément dans la parole, la station et la marche.

Quelquefois l'altération est plus prononcée d'un côté, de manière à simuler l'hémiplégie. Quelquefois le mouvement est altéré dans les iris, dont la contraction affaiblie ne se produit plus symétriquement des deux côtés.

Ce qui arrive toujours, c'est que l'altération du mouvement volontaire va toujours croissant en intensité et en étendue, à mesure que la maladie dure et s'aggrave.

L'altération de la sensibilité, à peine appréciable au début, suit, dans son développement, l'affaiblissement des facultés intellectuelles, et ne s'éteint absolument, d'une manière générale, que dans l'état accidentel de congestion survenu dans le cours de la maladie, ou dans l'état permanent de coma qui précède la mort, et d'une manière partielle dans un côté du corps, que quand le ramollissement inflammatoire a désorganisé toute l'épaisseur de la couche corticale dans plusieurs circonvolutions de l'hémisphère cérébal du côté opposé.

La marche propre à la paralysie générale des aliénés se caractérise encore par d'autres particularités symptomatiques.

En général, si ce n'est accidentellement dans l'état de congestion, la paralysie générale des aliénés ne s'accompagne pas d'un véritable mouvement fébrile, bien que mes recherches sur l'état du pouls, chez les aliénés, m'aient conduit à constater, en moyenne, un peu plus de fréquence dans le pouls des aliénés paralytiques.

Mais l'un des caractères symptomatiques les plus frappants de la maladie, c'est la part principale que prend, dans son développement, la congestion cérébrale.

Très fréquemment une congestion cérébrale signale le début de la folie paralytique, et c'est ainsi que s'explique le nombre considérable d'aliénations mentales attribuées à l'apoplexie, dans les tableaux de causes rédigés à Bicêtre avant l'époque où la paralysie générale des aliénés a commencé à être bien connue.

La fréquence de la congestion cérébrale, plus ou moins prononcée au début de la folie paralytique, est pour moi un fait si bien établi, que souvent il m'est arrivé de prévoir la manifestation prochaine des phénomènes paralytiques dans des cas où l'invasion d'un trouble intellectuel, encore pur de toute complication paralytique et quelquefois même très léger, avait été précédé ou accompagné par la congestion cérébrale.

Habituellement la congestion cérébrale se reproduit plusieurs fois, à des intervalles variables, dans le cours de la maladie. Et chaque fois elle laisse le malade dans un état d'aggravation considérable de tous les symptômes.

C'est dans les cas où la congestion cérébrale ne se produit pas ou tarde longtemps à se reproduire, qu'on remarque ces rémissions vraiment extraordinaires, pendant lesquelles la disparition presque complète de tous les symptômes a plus d'une fois fait admettre la guérison. Il m'a été d'autant plus facile d'échapper, dans ma pratique, à cette illusion, que, même dans les cas où le retour à l'intégrité des fonctions paraissait le plus complet, j'ai constamment, à l'aide d'une observation attentive, retrouvé des traces, il est vrai souvent fort légères, de diminution dans la force intellectuelle et d'embarras dans la parole.

La succession des altérations dans l'organe qui est le siège de la maladie a aussi quelque chose de propre et de caractéristique dans la paralysie générale des aliénés.

Le travail inflammatoire qui s'établit, dès l'origine, dans la couche corticale des deux hémisphères cérébraux y détermine immédiatement l'altération pathologique désignée sous le nom de *ramollissement*.

Ce ramollissement, dans son développement, suit une marche constante.

Dans le plus grand nombre des cas et dans les premiers temps de la maladie, le ramollissement existe à la surface du bord libre des circonvolutions, et son existence est révélée par les flocons et les plaques mêmes de substance cérébrale ramollie qu'entraînent les membranes quand on les détache.

Mais, dès l'origine de la maladie, et cela d'une manière constante, le ramollissement se produit dans l'épaisseur de la couche corticale, principalement au niveau de sa partie moyenne, et c'est alors que la traction des membranes, la pression du doigt ou l'introduction du manche du scalpel déterminent avec la plus grande facilité, dans une étendue plus ou moins considérable, la séparation de plaques de substance cérébrale dont l'épaisseur égale environ la moitié de celle de la couche corticale.

Par les progrès du mal, le ramollissement peut envahir toute l'épaisseur de la couche corticale, et c'est, dans ces cas, une décortication complète des circonvolutions que produit la pression du doigt.

Le ramollissement inflammatoire de la couche corticale se développe généralement d'avant en arrière, occupant d'abord les lobes antérieurs, principalement vers leur pointe et le long de leur face convexe, puis, par les lobes moyens, se propageant plus au moins lentement aux lobes postérieurs.

C'est à une époque plus ou moins avancée du cours de

la maladie que le ramollissement s'étend parfois à la substance grise des corps striés, des couches optiques et de la moelle épinière. L'extension du ramollissement inflammatoire à la couche corticale cérébelleuse n'est pas rare.

Le ramollissement de la couche corticale et les autres altérations soit de cette substance, soit des méninges, offrent dans une première période, qu'on pourrait appeler aiguë, tous les caractères assignés à l'état inflammatoire : coloration rose, lilas, même amarante de la couche corticale, hypérémie, injection pointillée, extravasation sanguine dans la couche corticale et les méninges, adhérences morbides de la pie-mère à la surface cérébrale, quelquefois décollement de la pie-mère et collection d'un liquide sanieux entre sa face interne et la couche corticale.

A une époque plus avancée de la maladie, si la mort n'a pas été causée par une congestion, on ne trouve plus d'hypérémie. La couche corticale ramollie a une couleur pâle, gris sale, jaunâtre. C'est alors qu'on rencontre surtout l'atrophie des circonvolutions et les collections séreuses des anfractuosités avec épaississement et opacité des méninges.

Il y a dans la paralysie générale des aliénés, entre les symptômes et les altérations organiques, une connexion qui mérite d'être profondément étudiée, et qui se révèle par ces quelques traits principaux.

Le trouble de l'intelligence, sous la forme de délire maniaque ou mélancolique, coïncide avec la période où les altérations de la couche corticale ne sont encore que superficielles ou peu étendues.

L'affaiblissement des facultés intellectuelles, aussi bien que la paralysie du mouvement volontaire, se montre lié de la manière la plus étroite avec la profondeur et l'étendue du ramollissement de la couche corticale.

L'altération de la parole est généralement, par son in-tensité, en rapport avec l'étendue et la profondeur de la lésion dans les lobes antérieurs.

J'ai constaté plusieurs fois, dans les cas où l'altération du mouvement était plus prononcée d'un côté du corps, de manière à simuler l'hémiplégie, une intensité plus grande du ramollissement de la couche corticale dans l'hémisphère cérébral du côté opposé.

Enfin, l'un des caractères les plus spéciaux et en même temps les plus fâcheux de la marche de la paralysie géné-rale des aliénés, c'est qu'elle se termine constamment par la mort.

En émettant cette opinion, je ne veux pas décourager les autres plus que je ne me suis découragé moi-même. Je crois qu'il faut traiter la folie paralytique dans la pre-mière période, comme si elle pouvait guérir. Mais bien que je me sois conformé à cette règle, je n'ai pas été assez heureux pour obtenir évidemment et certainement une seule guérison.

La terminaison fatale de la paralysie générale des alié-nés a ceci de particulier que, quand la maladie elle-même cause la mort, elle la produit plus ou moins rapidement par la congestion cérébrale, ou l'entraîne plus ou moins lentement par un état spécial de dépérissement, vers la fin duquel se manifestent fréquemment des eschares gan-gréneuses dans toutes les parties de la peau qui subissent une pression, tandis que la vie ne se traduit plus que par des phénomènes végétatifs, état que j'ai désigné sous le nom de *marasme cérébral.*

Conclusion. — Cette revue rapide des caractères pro-pres qui appartiennent aux éléments essentiels du déve-loppement morbide dans la paralysie générale des aliénés, me paraît une démonstration sans réplique de la nécessité

de rapporter cette maladie à une espèce nosologique distincte.

N'est-ce pas en effet une espèce morbide distincte de
toutes les autres, une maladie qui se produit sous l'influence de causes entraînant la surexcitation dn cerveau,
principalement chez l'homme et dans l'âge de la virilité ;
dont les symptômes se résument en une lésion générale et
simultanée de l'intelligence, du mouvement volontaire et
de la sensibilité ; qui a pour siége la couche corticale des
deux hémisphères cérébraux ; qui a pour caractère anatomo-pathologique constant un ramollissement inflammatoire de la couche corticale cérébrale dans les deux hémisphères ; qui, à travers des congestions cérébrales plus ou
moins répétées, entraînant de jour en jour un affaiblissement plus prononcé de l'intelligence, du mouvement volontaire et de la sensibilité, aboutit fatalement à la mort par
là congestion ou par le marasme cérébral ?

*2° Quelle place assigner à la paralysie générale des
aliénés dans une classification nosologique ?*

Nul n'est plus disposé que moi à reconnaître l'importance de la part qui doit être accordée à l'élément anatomo-pathologique dans la détermination des espèces morbides et dans leur classement nosologique.

C'est parce que j'étais bien convaincu de cette importance que, dès l'origine de mes recherches sur l'aliénation
mentale, j'ai entrepris de ne pas laisser passer un seul cas
de mort dans l'hôpital dont le service m'était confié, sans
vérifier moi-même, par l'autopsie cadavérique, l'état de
toutes les parties de l'encéphale.

C'est ainsi que j'ai été conduit à former une collection,
que je crois unique, d'observations comprenant tous les
cas d'aliénation mentale terminés par la mort, dans un
hôpital où étaient reçus des malades des deux sexes, ap-

partenant à toutes les classes de la société, pendant une période de quatorze ans, et s'élevant au nombre total de 782, parmi lesquels 322 paralysies générales rigoureusement constatées pendant la vie.

Lorsque, dans le cours de mes recherches, j'eus, dès 1838, acquis la certitude que la paralysie générale des aliénés a pour caractère anatomo-pathologique constant le ramollissement inflammatoire de la couche corticale des deux hémisphères cérébraux, et en même temps la conviction que la maladie constitue une espèce nosologique distincte, j'éprouvai bien vivement la tentation de lui donner un nom spécifique emprunté au siége et à la nature de l'altération anatomo-pathologique qui lui est essentielle.

A cette époque, M. Bayle, de regrettable mémoire, avait rapporté la paralysie générale des aliénés à la méningite ; M. Calmeil l'avait attribuée à une encéphalite dont il n'avait encore pu déterminer rigoureusement le siége précis et l'altération caractéristique, et que depuis, en 1841, il a cru devoir préciser sous le nom de *péri-encéphalo-méningite chronique diffuse*.

Si j'avais donné à la paralysie générale des aliénés le nom de *cérébrite corticale générale*, j'aurais consacré, par cette appellation, le principal résultat de mes recherches anatomo-pathologiques, et je l'aurais, immédiatement et sans possibilité de confusion, distingué des résultats obtenus par mes devanciers, et même des résultats plus tard obtenus par d'autres, et notamment de ceux qui ont conduit M. Belhomme à désigner la maladie sous le nom de *méningo-cérébrite*.

J'ai résisté à la tentation, préférant à mon propre intérêt ce qui me paraissait être l'intérêt de la science, et j'ai donné à l'espèce morbide le nom de *folie paralytique*.

Voici les considérations qui m'ont déterminé à prendre ce parti :

D'une part, je n'ai pas cru qu'il fût possible de rompre les liens étroits qui unissent cette maladie à la folie simple.

Les causes déterminantes et prédisposantes sont analogues.

La maladie débute fréquemment par un trouble intellectuel, exempt de toute complication paralytique, qui ne peut être rapporté qu'à la folie ; et, pendant des jours et des semaines, le malade, qui sera peut-être atteint de paralysie générale, ne peut être, à aucun égard, considéré et traité que comme atteint de folie.

Les phénomènes paralytiques ne se développent quelquefois qu'après une longue durée de la folie simple. J'ai observé quelques cas d'invasion subite de la paralysie générale chez des malades depuis longtemps atteints de démence.

La maladie a le même siége que la folie, c'est-à-dire la couche corticale des deux hémisphères cérébraux.

Bien que la folie simple ne soit pas caractérisée par une altération constante de la partie organique où elle siége, néanmoins les altérations qu'on rencontre souvent dans le cerveau des fous, et que quelques observateurs affirment même y avoir toujours rencontrées, ont la plus grande analogie avec les altérations qui se rencontrent dans la folie paralytique. Ce sont l'hypérémie et l'épaississement des méninges, l'hypérémie ou la décoloration de la couche corticale, l'induration de la substance blanche, l'atrophie des circonvolutions, les collections séreuses dans les anfractuosités des circonvolutions.

Et d'ailleurs il ne faut pas exagérer l'importance des altérations organiques appréciables. De ce qu'on ne trouve aucune altération constante de la couche corticale cérébrale dans la folie simple, rapportée, pour ce motif principal, aux névroses, et conçue comme une maladie purement dyna-mique, qui donc oserait conclure que le mouvement mor-bide peut se produire sans une mutation plastique dans l'organe dont la fonction est altérée? Mais la folie dyna-mique devient folie plastique dans le dernier degré de la démence, par l'atrophie des circonvolutions. Et, pour moi, la folie devient précisément plastique, de purement dyna-mique qu'elle paraissait être, dans les cas où, à la folie simple succède la folie paralytique.

D'autre part, il ne me paraît pas facile de faire entrer purement et simplement la paralysie générale des aliénés dans la classe des phlegmasies, dans le genre des phleg-masies de l'encéphale.

La maladie est apyrétique. Elle n'est pas marquée au début par les vomissements bilieux, si habituels dans la méningite, si fréquents dans l'encéphalite. Elle n'offre pas l'ensemble des symptômes aigus et fébriles qui caractéri-sent les phlegmasies franches des méninges, de la substance cérébrale, blanche ou grise.

L'encéphalite vraie est habituellement partielle et n'oc-cupe qu'un hémisphère ; elle intéresse ordinairement les deux substances corticale et médullaire du cerveau ou du cervelet. Les phlegmasies de la couche corticale des deux hémisphères cérébraux, qui sont citées dans les traités sur l'encéphalite, sont, pour la plupart, évidemment des para-lysies générales d'aliénés, méconnues.

Dans l'encéphalite, la paralysie est ordinairement bornée à un côté du corps, et plus intense, dès le début, que dans la paralysie générale. Elle s'accompagne habituellement de contractures.

La marche de l'encéphalite vraie est rapide ; elle ne dure

qu'une ou quelques semaines. La paralysie générale des aliénés dure des mois et des années.

C'est l'ensemble de ces considérations qui m'a déterminé, en 1838, à ne pas rapporter la paralysie générale des aliénés purement et simplement aux phlegmasies du cerveau, et à ne pas la séparer trop profondément de la folie proprement dite, et qui me fait encore aujourd'hui persister dans cette détermination.

Le nom de folie paralytique, que je crus devoir dès lors imposer à l'espèce morbide, n'avait pas seulement, à mes yeux, l'avantage de maintenir le lien de la maladie avec la folie, et de la désigner par une appellation suffisamment caractéristique ; il la rattachait en outre à la doctrine nosologique sur l'aliénation mentale, dont je fixai, vers la même époque, les bases, et que je dois ici rapidement esquisser, afin de préciser la place qui me paraît devoir être nosologiquement assignée à la folie paralytique.

Sous le nom commun d'aliénation mentale, *alienatio mentis*, on a réuni, à diverses époques, des états morbides très différents. La science et la législation s'accordent aujourd'hui, en France, à réserver ce nom à une classe de maladies ayant pour caractère commun le fait actuel d'un désordre morbide et non fébrile dans les manifestations intellectuelles et morales.

Les états anormaux de la raison humaine, auxquels appartient ce caractère et qui méritent d'être compris sous le nom d'aliénation mentale, se rattachent pathologiquement à des conditions différentes qui motivent la distribution de ces états en groupes nosologiques susceptibles d'être rigoureusement définis et rapportés à des genres distincts.

Ainsi, tantôt l'altération permanente et non fébrile de la raison a existé dès la naissance, tantôt elle s'est produite depuis la naissance, à une époque plus ou moins avancée de la vie.

Dans les cas où l'altération remonte jusqu'à la naissance, elle consiste essentiellement en un défaut de développement qui varie depuis la plus légère nuance de faiblesse intellectuelle jusqu'à la plus complète absence de la raison; elle est liée à un défaut primordial d'activité fonctionnelle, à un arrêt de développement ou à une maladie de l'encé=phale se rapportant à la vie intra=utérine ou même aux premiers moments de la vie extra=utérine. Ces cas repré=sentent plutôt une infirmité congénitale qu'une maladie proprement dite, et constituent nosologiquement un genre d'aliénation mentale très distinct, auquel convient le nom *d'idiotie*, qui lui est en effet le plus ordinairement appliqué.

Dans les cas où l'altération permanente et non fébrile de la raison s'est produite pendant le cours de la vie, à une époque plus ou moins éloignée de la naissance, elle consiste essentiellement en une perturbation accidentelle de la rai=son préalablement développée. Mais tantôt cette perturba=tion est étroitement liée à un développement morbide spé=cial dont elle constitue le symptôme essentiel, tantôt elle ne se rattache qu'accessoirement et comme effet consécutif à des développements morbides de diverse nature, dont elle ne constitue qu'un symptôme secondaire.

Dans le premier cas, l'altération de la raison consiste dans une succession de manifestations psychiques anor-males, qui, après avoir revêtu, pendant un temps plus ou moins long, l'une ou l'autre des innombrables formes du délire, tendent à s'effacer pour faire place à un affaiblisse=ment graduel de la raison, qui peut aller jusqu'à son abo=lition complète; elle est liée, comme symptôme essentiel, à un développement morbide qui se distingue de tous les autres par ses causes, par sa marche, par son siège, par l'absence ou la présence d'altérations anatomo-pathologiques déterminées dans le cerveau. L'ensemble de ces caractères légitime la constitution nosologique d'un genre d'aliénation mentale, parfaitement distinct, auquel me paraît devoir être appliqué expressément le nom de *folie.*

Dans le second cas, l'altération de la raison consiste essentiellement en une simple diminution qui peut être poussée jusqu'à l'abolition ; elle est liée, comme effet consécutif et comme symptôme secondaire, soit à diverses maladies, soit à la dégénérescence sénile qui, dans le cours de leur développement propre et caractéristique, ont altéré la structure de l'appareil encéphalique et l'ont rendu impropre à ses fonctions d'organe de l'intelligence.

Les divers états morbides de ce groupe, qui appartiennent réellement à divers genres, et même à diverses classes de maladies, ne pourraient, au point de vue d'une classification générale, être rapportés à un genre nosologiquement défini, comme l'idiotie et la folie. Mais en tant que rapprochés, soit législativement, soit scientifiquement, des autres états morbides désignés sous le nom commun d'aliénation mentale, ils doivent être réellement et expressément distingués de l'idiotie et de la folie. Le caractère qui les rapproche les uns des autres, tout en les éloignant de ces deux genres d'aliénation mentale, c'est la nature de l'altération qu'ils entraînent à leur suite. C'est d'après cette considération que j'ai cru devoir les réunir sous le nom commun d'*imbécillité consécutive*, qui leur convient parfaitement par sa signification, mais qui a l'inconvénient d'avoir été employé dans une autre acception, et principalement comme synonyme d'idiotie.

C'est à ces trois genres : folie, idiotie et imbécillité, ou débilité intellectuelle consécutive, que me paraissent devoir être rattachées toutes les espèces et toutes les variétés morbides qui peuvent légitimement être admises dans la classe de l'aliénation mentale.

Je dépasserais mon but, si j'entrais ici dans le développement complet des applications de cette doctrine nosologique.

Je me contenterai d'indiquer les espèces que j'ai cru devoir admettre dans le genre folie : 1º la folie simple, comprenant les nombreuses formes ou variétés qui ont été désignées sous les noms de *manie, mélancolie, démence,* etc.; 2º la folie alcoolique où convulsive, *delirium tremens,* suffisamment caractérisée comme espèce distincte par la nature de la cause spécifique qui la produit et par les symptômes de tremblements convulsifs et d'illusions spéciales de l'imagination et des sens qui lui appartiennent en propre; 3º la folie paralytique, dont ce travail a eu pour but de fixer les caractères nosologiques ; 4º la folie épileptique, qu'il suffit de dénommer pour la caractériser.

Et je terminerai en faisant remarquer que, quelle que soit la valeur des noms, et lors même qu'ils ne seraient pas destinés à prévaloir, les idées qu'ils représentent équivalent à des conceptions claires, impliquant des faits exacts et constants, et sont par conséquent propres à servir de base à une classification scientifique.

DEUXIÈME DISCOURS DE M. PARCHAPPE

PRONONCÉ

DANS LA SÉANCE DE LA SOCIÉTÉ MÉDICO-PSYCHOLOGIQUE

DU 31 JANVIER 1859.

I.

Je crois que l'épreuve de la discussion a été favorable à la doctrine nosologique que j'ai exposée en ouvrant le débat sur la paralysie générale des aliénés. Les objections qui se sont produites ont été résumées et réfutées par M. J. Falret avec une netteté dans les termes, une solidité dans les raisonnements, une élévation dans les vues, qui me paraissent ne rien laisser à désirer pour la complète édification des plus difficiles pour peu qu'ils soient impartiaux, surtout depuis que M. Brierre de Boismont, s'honorant lui-même par l'hommage rendu à un jeune confrère, a consenti à se faire modestement le commentateur de son œuvre, et a si complétement atteint, dans son remarquable et important travail, le but qu'il s'était proposé : justifier par une masse considérable de faits empruntés à sa pratique étendue chacune des affirmations fondamentales de la doctrine.

3

Si j'ai demandé la parole aujourd'hui, ce n'est pas pour refaire une œuvre si bien faite, pour recommencer la démonstration d'une vérité, désormais parfaitement acquise à la science, c'est-à-dire : que la maladie, communément désignée sous le nom de paralysie générale des aliénés, constitue une espèce distincte caractérisée, symptomatologiquement par la lésion générale et simultanée de l'intelligence, du mouvement volontaire et de la sensibilité, et anatomiquement par le ramollissement inflammatoire de la couche corticale cérébrale ; que cette maladie appartient nosologiquement à la classe des aliénations mentales, et, dans cette classe, à la folie.

Il est arrivé plus d'une fois dans le cours de la discussion, je ne m'en plains pas, qu'on ait agrandi la sphère où je l'avais primitivement et à dessein circonscrite, en y introduisant des considérations essentiellement pathogéniques, soit sur la maladie qu'on étudiait, soit sur la folie et ses diverses espèces. J'ai été d'autant plus naturellement conduit à essayer aussi de traiter ces questions, que je trouverai, en les examinant, l'occasion de compléter l'exposition de mes vues sur la nature de la folie paralytique, de rectifier quelques erreurs commises relativement aux résultats de mes recherches, et de résoudre quelques-unes des difficultés que la discussion a soulevées.

Mais, avant de quitter le champ bien défini de la nosologie pour m'engager sur le terrain, à la fois plus large et moins sûr de la pathogénie, il me paraît indispensable de préciser de nouveau, avec une grande rigueur, le point de départ.

Il faut qu'il soit bien entendu que la maladie qui a été l'objet de la discussion, et pour laquelle j'ai formulé une doctrine nosologique, c'est la paralysie générale des aliénés, la folie paralytique et non pas d'autres maladies plus ou moins analogues.

C'est cette maladie qui, caractérisée par la lésion simultanée de l'intelligence et de la motilité, fournit aux établissements d'aliénés une notable partie de leur population; qui y présente à chaque instant, sur la plus large échelle, tous les degrés, toutes les variétés de l'espèce ; cette maladie que les aliénistes ont découverte et définie longtemps avant que les médecins ordinaires eussent soupçonné son existence ; qui, dans le passé, a été confondue par les pathologistes les plus éminents avec diverses maladies de l'encéphale; ce qui était un défaut de la science, et qui, aujourd'hui, peut être et doit être distinguée de tous les autres états morbides, réellement différents.

Sans doute, il est permis d'étudier, sous le nom de paralysie générale, tous les états morbides dans lesquels se rencontre le fait d'une diminution plus ou moins générale de la motilité volontaire.

N'est-il pas permis d'étudier, sous le nom de délire, tous les états morbides dans lesquels se rencontre le trouble de l'intelligence? sous le nom de convulsions, tous les états morbides dans lesquels se rencontre l'altération spasmodique de la motilité ?

De telles études, très intéressantes, très importantes, font nécessairement partie de l'une des branches de la science médicale, de la pathologie générale.

Mais, dans la question qui était l'objet essentiel de la discussion, il ne s'agissait ni de la paralysie générale, ni du délire, considérés dans toutes les maladies où l'un ou l'autre de ces deux faits peut se produire; il s'agissait des états morbides dans lesquels la paralysie générale est associée au délire, de la paralysie générale des aliénés, de la folie paralytique.

On rencontre des cas de maladie dans lesquels il y a paralysie générale du mouvement et intégrité des facultés intellectuelles. Qui le nie? Ces cas sont tellement fréquents, qu'il est des praticiens qui, sur six malades atteints de paralysie générale, en comptent cinq sans aliénation mentale. Soit encore. On n'amène sans doute, chez nous autres aliénistes, les paralytiques que quand ils sont aliénés. Mais que conclure de là, sinon que ces malades ne sont pas atteints de la paralysie générale des aliénés, de la maladie dont nous discutons la nature? Que ceux qui ont la chance de rencontrer tant de paralysies générales, sans aliénation mentale, et curables, les étudient bien, je les en supplie! Qu'ils fassent pour ces états morbides ce que nous avons fait pour la paralysie générale des aliénés; qu'ils publient le résultat de leurs recherches, et la science des maladies du système nerveux joindra de nouveaux progrès à celui que nos travaux ont obtenu!

Mais, en attendant, il n'y a rien à conclure de ce qu'on ne sait pas sur certains états morbides assez mal déterminés, contre ce que nous savons sur un état morbide parfaitement défini, dont les exemples sont en grand nombre à chaque instant sous nos yeux, et à propos desquels nous n'avons que trop habituellement la possibilité de compléter leur histoire par la nécroscopie.

On rencontre des cas de maladie dans lesquels il y a délire ambitieux sans paralysie générale évidente, et les malades ne deviennent pas paralytiques et ils guérissent. Qui l'a jamais nié? Mais ce n'est pas de cela qu'il s'agit. Il s'agit d'une maladie dans laquelle le délire ambitieux est fréquemment associé à la paralysie générale.

Quand il y a délire, ambitieux ou non, et paralysie générale, nous tenons notre espèce. Jusque-là, s'il y a délire ambitieux sous certaines formes, dans certaines conditions, on peut craindre, souvent même on doit craindre l'avénement de la paralysie générale; qu'elle s'ajoute au délire, plus de doute, la folie paralytique existe. Mais si les phénomènes de paralysie ne se manifestent pas? Eh bien! le délire ambitieux, en persistant, continuera à caractériser une folie simple. Si la paralysie générale du mouvement se manifeste en même temps qu'existe et persiste une intégrité parfaite de l'intelligence, cherchez la cause spéciale de cette paralysie générale sans aliénation mentale, et vous la trouverez. Mon opuscule sur le siége commun de l'intelligence, de la volonté et de la sensibilité vous sera, je l'espère, de quelque utilité dans cette tâche. Et peut-être l'explosion soudaine du délire ou le progrès d'une débilité intellectuelle d'abord inaperçue ne tarderont-ils pas à vous révéler, par le fait de l'association du trouble de l'intelligence à la lésion de la motilité, la véritable nature de la maladie.

Mais, sous peine d'une inextricable confusion de mots et de choses, qu'il soit bien entendu, et pour le passé et pour l'avenir, que la doctrine que j'ai soutenue dès le début de cette discussion, et qui a été si habilement défendue par plusieurs de mes honorables confrères, s'applique exclusivement à la maladie qui a été appelée paralysie générale des aliénés et que j'ai appelée folie paralytique, parce que, symptomatiquement, elle est essentiellement constituée par l'association de l'altération de l'intelligence à l'altération de la motilité.

II.

C'est principalement en s'appuyant sur les résultats de mes recherches, toujours honorablement par lui citées, que M. Baillarger a fondé sa nouvelle doctrine sur la paralysie générale des aliénés.

Après avoir distingué par la nature des symptômes qu'il considère comme *tout ce qu'il y a de plus opposé*, deux groupes d'états morbides qu'il appelle *manie ambitieuse* et *démence paralytique primitive*, M. Baillarger les distingue par les lésions anatomiques qui, suivant lui, caractérisent chacun de ces deux groupes : dans la *manie ambitieuse, état congestif et hypérémie très forte;* dans la démence paralytique, *atrophie accompagnée de lésions graves dont les principales sont l'état granuleux de la substance grise, une induration spéciale de la substance blanche des circonvolutions et l'isolement des deux substances du cerveau.*

M. Baillarger croit et dit que *cette comparaison de la manie ambitieuse et de la démence paralytique ne fait que conduire aux résultats déjà signalés par M. Parchappe pour la manie simple et la démence simple.*

Suivant M. Baillarger, *je serais arrivé à conclure qu'il y a hypérémie, turgescence, augmentation de poids dans la manie; atrophie, diminution de poids dans la démence.* Or, suivant M. Baillarger, les choses ne se passeraient pas autrement pour la manie ambitieuse et la démence paralytique; avec cette différence pourtant, savoir : *que la turgescence sanguine dans la manie ambitieuse est portée beaucoup plus loin que dans la manie simple, et que l'atrophie est bien plus considérable dans la démence paralytique que dans la démence simple.*

Après avoir entendu les solides et lumineuses discussions de MM. Jules Falret et Brierre de Boismont, j'ai renoncé à réfuter, au point de vue nosologique, la doctrine de M. Baillarger.

Mais les vues pathogéniques de M. Baillarger sur la nature de la folie paralytique sembleraient impliquer, comme preuves ou comme appui, les faits que j'ai constatés, les opinions que j'ai exprimées.

Je ne peux accepter cette position. La nécessité de m'en dégager m'aurait forcé à reprendre la question au point de vue pathogénique, lors même que d'autres motifs ne m'y auraient pas invité.

Je ne sais en vérité comment M. Baillarger a pu se croire fondé à appuyer sur les résultats de mes recherches sa doctrine de la manie ambitieuse ou congestive et de la démence paralytique primitive, en tant qu'anatomiquement caractérisées par l'hypérémie et l'atrophie.

En ce qui touche la manie, ambitieuse ou non, quand elle est demeurée un état de folie simple, parce qu'elle n'a offert aucune altération évidente et caractéristique de la motilité, le résultat de mes recherches nécroscopiques a été que cette manie, aussi bien que tous les autres degrés ou toutes les autres formes de la folie simple, n'est caractérisée par aucune altération anatomique spéciale et constante.

« Il résulte de là qu'il n'y a pas d'altération encéphali-
» que qui soit la condition constante, caractéristique, essen-
» tielle du trouble intellectuel dans la manie, la mélanco-
» lie, la démence. Il résulte même des faits réunis dans
» les tableaux, que le délire caractéristique de ces espèces
» symptomatiques de l'aliénation mentale peut avoir existé
» pendant la vie sans qu'aucune trace d'altération orga-
» nique ait été constatée dans l'encéphale après la mort. »
(*Des altérations de l'encéphale dans l'aliénation mentale,*
page 114, 1838.)

« De ces faits il résulte immédiatement et sans autre
» discussion qu'il n'existe, pas plus pour la folie chronique
» que pour la folie aiguë, une altération encéphalique essen-
» tielle et caractéristique qui puisse être considérée comme

» la condition organique matérielle de cette forme ou plutôt
» de ce degré de la maladie. » (*Traité de la Folie*, 1841,
p. 141.)

Dans la manie ambitieuse avec symptômes de paralysie
générale assez évidents pour qu'un diagnostic certain ait
pu être posé pendant la vie, tout aussi bien que dans toutes
les autres formes, variétés ou degrés de la folie paralytique,
l'altération constante et caractéristique, d'après le résultat
de mes recherches nettement formulé dans tous mes écrits,
ce n'est pas l'hypérémie, c'est plus que cela et autre chose
que cela : c'est le ramollissement inflammatoire de la couche
corticale.

Ce ramollissement inflammatoire est précisément ce que
M. Baillarger exclut sous son nom propre et n'admet, sous
d'autres noms, que comme fait accessoire, dans son anatomie pathologique de la démence primitive paralytique
réduite essentiellement à l'atrophie. Ce qui me paraît re-
présenter, dans les altérations caractéristiques admises par
M. Baillarger, le ramollissement qu'il juge sans doute in-
digne de figurer désormais dans la nomenclature anatomo-
pathologique, ce sont : d'une part l'état granuleux de la
substance grise, d'autre part l'isolement des deux substances du cerveau.

L'état granuleux de la substance grise, dont parle M. Baillarger, c'est sans doute cette production, dans la substance
grise, des granules inflammatoires que, d'après la thèse de
M. Linas, M. Calmeil a constatés, à l'aide du microscope,
dans des recherches dont les résultats seront bientôt mis
en notre possession.

J'ai toujours été convaincu *à priori* que l'inflammation
de la couche corticale cérébrale, qui appartient essentiellement comme lésion anatomique constante et principale à
la folie paralytique, devait entraîner la formation des pro-

duits de l'inflammation. Il y a longtemps déjà que, ne pouvant vérifier moi-même ce point de doctrine, je l'avais signalé comme sujet d'étude à l'un de mes élèves les plus capables et les plus affectionnés. Mais M. Calmeil avait déjà et depuis plusieurs années mis sa main de maître sur cette question, il eût été inconvenant et téméraire d'y toucher.

J'ai constamment espéré que la confirmation de la doctrine que j'ai soutenue sortirait des recherches de mon savant ami. La thèse de M. Linas a changé mon espérance en certitude ; car je ne doute pas que les granules inflammatoires n'aient été, par M. Calmeil, constatés dans la couche corticale cérébrale, à toutes les époques et dans toutes les formes de la folie paralytique confirmée.

L'isolement des deux substances du cerveau n'est qu'une appellation, propre à M. Baillarger, par laquelle il indique, d'une manière peu heureuse à mon avis, l'association du ramollissement de la couche corticale à l'induration de la substance blanche, fait dès longtemps fort parfaitement connu et fort parfaitement décrit, dont mes recherches, tout en constatant sa fréquence, ont démontré la non-existence dans un grand nombre de cas de folie paralytique légitime.

Mais, granulations inflammatoires de la substance grise, induration de la substance blanche, isolement des deux substances, tout cela n'est qu'accessoire ; l'altération essentielle, l'altération caractéristique de ce qu'il appelle la démence paralytique primitive, c'est, pour M. Baillarger, l'atrophie du cerveau ; et c'est moi qui ai provoqué la fondation de cette doctrine par mes recherches et par mon exemple !

Mais les résultats de mes recherches sur l'atrophie du cerveau n'ont pas le sens et la portée que leur attribue M. Baillarger, et je n'en ai pas tiré les conclusions qu'il invoque comme preuves à l'appui de sa doctrine.

C'est moi, en effet, qui ai prouvé que l'atrophie du cerveau se manifeste par des résultats très appréciables dans la dernière période de la folie chronique, à la double condition d'une longue durée et d'une étendue considérable de l'affaiblissement des facultés intellectuelles.

C'est moi également qui ai prouvé que l'atrophie se manifeste aussi et avec plus d'intensité dans la dernière période de la folie paralytique ; mais, dans l'un et l'autre cas, l'altération d'atrophie n'a été pour moi qu'un phénomène consécutif ; mais je n'ai pas admis qu'il exprimât, dans les deux cas, le même fait pathologique.

Dans la démence ancienne et profonde, l'atrophie du cerveau représente pour moi le résultat graduel et lent de la diminution de la nutrition dans un organe qui a presque complétement cessé de fonctionner.

Dans la folie paralytique, le mouvement beaucoup plus considérable et beaucoup plus rapide de l'atrophie, est, à mes yeux, lié principalement au travail de désorganisation inflammatoire, qui atteint essentiellement la couche corticale cérébrale.

Il s'agit donc pour moi de deux atrophies de nature très différente pour l'esprit qui les interprète, bien que de même nature pour la balance qui les constate.

C'est parce que l'atrophie est pour moi un fait consécutif et subordonné à d'autres faits que, tout en faisant le premier, ressortir par un ensemble de preuves incontestables, son existence et son importance, je l'ai néanmoins laissée à sa véritable place.

Je n'ai jamais songé à caractériser anatomiquement par l'atrophie la folie chronique ou la démence.

J'ai dit que la démence simple pouvait exister sans altération appréciable du cerveau.

Je n'ai pas attribué la paralysie générale à l'atrophie du cerveau, parce que la folie paralytique très prononcée, très caractérisée et parvenue à l'abolition presque complète de l'intelligence, si elle n'a pas duré un temps un peu considérable, peut, comme je l'ai constaté souvent, n'avoir amené aucune atrophie appréciable dans le cerveau de ceux qui en ont été atteints, tandis qu'atrophiés ou non les cerveaux des aliénés paralytiques, à une époque quelconque de la durée de la maladie, offrent l'altération essentielle de la couche corticale, que, pour abréger et dans un sens scientifiquement bien clair et bien déterminé pour tous, j'ai appelée ramollissement.

Les résultats de mes recherches et les conclusions que j'en ai tirées, loin de fournir un appui à la doctrine de M. Baillarger, l'infirment et même la contredisent positivement.

Mais de ce qu'il résulte très nettement de mes recherches que la manie ambitieuse n'est pas plus caractérisée anatomiquement par l'hypérémie, que la folie chronique et la folie paralytique par l'atrophie, en résulte-t-il qu'il n'y ait aucun rôle à attribuer pathologiquement à l'hypérémie et à l'atrophie dans ces maladies?

Non, sans doute; ce rôle, j'ai cherché à l'indiquer, à le préciser, à le caractériser dans mon mémoire de 1838 et dans mon traité de 1841. Je m'étais réservé, à ces deux époques, de rattacher ces essais dogmatiques à des vues pathogéniques d'ensemble dans un traité didactique que je n'ai pu encore mettre au jour.

C'est par un résumé de ces vues d'ensemble, complément des vues nosologiques exposées au début de la discussion, que je me propose de la clore en ce qui concerne la part que j'avais à y prendre.

III.

Après que l'analyse nosologique a rigoureusement séparé les aliénations mentales des autres maladies ayant leur siége dans l'appareil cérébro-spinal, et a exactement déterminé et défini, dans la classe des aliénations mentales, les trois genres profondément distincts que représentent la folie, l'idiotie et l'imbécillité consécutive, voici ce que l'étude approfondie de toutes les données morbides, appartenant à la folie proprement dite, enseigne comme points fondamentaux d'une doctrine pathogénique.

D'abord et d'une manière générale, sauf le cas d'une complication du délire apyrétique chronique, qui caractérise symptomatologiquement la folie, avec l'affaiblissement général de la motilité volontaire, la folie peut se manifester durant la vie sous toutes les formes et à tous les degrés, sans qu'après la mort il ait été jusqu'alors possible de constater l'existence d'une altération spéciale et constante d'aucune partie déterminée de l'organe de l'intelligence.

D'autre part et d'une manière spéciale, quand l'une des formes quelconques du délire chronique et apyrétique, qui appartient à la folie, s'est montrée associée pendant la vie avec la lésion de la motilité volontaire qui a reçu le nom de paralysie générale, l'anatomie pathologique constate constamment après la mort dans l'organe de l'intelligence, dans le cerveau et dans une partie déterminée de cet organe, dans sa couche corticale, un ensemble d'altérations qui a tous les caractères de la phlegmasie et qui se révèle principalement par l'altération que l'anatomie pathologique a jusqu'alors désignée sous le nom de ramollissement.

Ces deux résultats généraux de l'ensemble de mes recherches me paraissent dominer toute la pathologie de la folie. Ils ont ceci d'important : c'est que, d'une part, en ce qui touche la folie simple, sous toutes ses formes et à tous ses degrés, cette maladie doit être maintenue, au point de vue pathogénique aussi bien qu'au point de vue nosologique, dans la classe où les anciens l'ont placée, dans la classe des névroses, c'est-à-dire des maladies qui, ayant pour siége l'un des organes qui font partie du système nerveux, ne se révèlent évidemment que par des manifestations de trouble dans les fonctions de ce système, c'est-à-dire des maladies de nature purement dynamique ; c'est que, d'autre part, la folie, compliquée de paralysie générale du mouvement, sous toutes ses formes et à tous ses degrés, certes ne manque pas non plus au point de vue de sa nature essentielle de l'élément dynamique qui appartient à toute maladie, mais est si étroitement liée, dans son développement, à des altérations organiques constantes, qu'il est impossible de ne pas la rattacher aux maladies qu'on appelle organiques, et qui me paraissent plus exactement désignées sous le nom de plastiques.

Ce sont là des différences bien réelles, bien capitales, bien profondes, qui, largement suffisantes pour justifier la distinction nosologique de la folie simple et de la folie paralytique en deux espèces nettement tranchées, sembleraient même imposer la nécessité de leur séparation pathogénique en deux espèces morbides de nature essentiellement différente.

En ce qui concerne la pathogénie de la folie, aussi bien que dans toutes les questions agitées par l'intelligence humaine, la poursuite logique de la vérité par une méthode purement analytique nous conduit en quelque sorte fatalement à ces conclusions apparemment contradictoires, dont l'importance est aujourd'hui consacrée dans le langage scientifique par l'usage fréquent du mot *antinomie*, et d'où la science ne peut sortir qu'à la condition de leur conciliation par la synthèse.

But essentiel de mes travaux, cette synthèse, dont je m'étais réservé de développer toutes les données et toutes les preuves dans mon *Traité de la folie*, après en avoir tracé les premiers linéaments dans mes publications de 1838 et 1841, je ne puis, entre les limites d'un discours académique, que l'esquisser à grands traits.

Ce n'est que par suite de l'imperfection de nos moyens d'observation et de nos méthodes analytiques, que nous sommes conduits à admettre des maladies purement dynamiques.

La force, dans l'organisme vivant comme dans le monde inorganique, ne se produit, ne se développe, ne se modifie que par le mouvement dans la matière. Ce mouvement de la matière, condition nécessaire du déploiement de la force dans les êtres vivants, consiste en une mutation de conditions matérielles dans les organes, souvent appréciable, mais certainement existante, lors même qu'elle est insaisissable pour nos sens.

Cette mutation, même à la supposer parfaitement inappréciable en soi, entraîne plus ou moins nécessairement, pour peu qu'elle se répète, et à plus forte raison si elle continue pendant une longue durée, des changements de plus en plus sensibles.

C'est ainsi que, dans l'état de maladie, se produisent et se manifestent, de manière à être reconnues après la mort, des altérations secondaires, coordonnées ou subordonnées par rapport à la mutation inappréciable et certaine, quoique inconnue, qui représente l'essence de la maladie.

C'est ainsi qu'en ce qui concerne la folie simple, après

avoir constaté qu'à son existence ne correspond aucune
altération caractéristique appréciable après la mort; et
après avoir énuméré et caractérisé les altérations que l'observation montre le plus fréquemment, j'ai pu et j'ai dû
arriver à ces conclusions.

« Les altérations dominantes dans la folie chronique ex-
» priment donc, en général, un état de diminution de l'ac-
» tivité plastique; état diamétralement opposé à celui qu'ex-
» priment les altérations dominantes dans la folie aiguë,
» qui se résume, elle, comme il a été établi, en congestion
» sanguine active, laquelle représente l'élément phy-
» siologique principal du summum de l'activité pla-
» stique.

» Le caractère de la folie chronique, en ce qui touche
» l'état de l'encéphale coïncidant avec la manifestation
» des symptômes psychiques, serait donc une diminution
» de la vie plastique, tout comme le caractère de la folie
» aiguë serait, au même point de vue, une augmentation
» de cette vie.

» Et si, la folie étant conçue comme une modification
» morbide de l'activité psychique, la folie à l'état aigu et
» la folie à l'état chronique, en raison du mode et de la
» nature des manifestations psychiques, devaient être con-
» sidérées comme deux états dynamiques opposés, l'un où
» l'activité psychique est en plus, l'autre où l'activité psy-
» chique est en moins; les données de l'anatomie patholo-
» gique viendraient confirmer cette vue, en assignant pour
» condition matérielle organique à ces deux modes deux
» états corrélatifs d'activité plastique dans l'organe, au
» moyen duquel la force psychique se manifeste. » (*Traité
de la folie*, p. 143, 144, 1841.)

Déjà donc, d'après ces considérations, la folie simple
ne se trouve pas aussi complétement séparée de la folie

paralytique que la rigueur de l'analyse nosologique avait dû le faire admettre.

Bien qu'essentiellement dynamique, la folie simple exprime pourtant par des phénomènes plastiques la mutation dans l'ordre des mouvements organiques que son développement implique.

Et si l'on cherche à apprécier pathogéniquement ces altérations plastiques, coordonnées et subordonnées par rapport à l'altération principale demeurée inconnue, on arrive immédiatement à saisir une analogie de nature dans ces altérations et celles qui expriment, dans la folie paralytique, à un si haut degré, l'altération principale, qu'elles la représentent absolument, sans doute en s'identifiant avec elle.

Dans mon mémoire de 1838, p. 214, je m'exprimais ainsi :

« Il est évident que la congestion, l'injection, l'adhé-
» rence, le ramollissement à la périphérie du cerveau, se
» rattachent à un mouvement fluxionnaire actif plus ou
» moins analogue à celui de la phlegmasie.

» Dans la forme qui se complique de paralysie générale,
» l'identité avec la phlegmasie ne peut être révoquée en
» doute.

» Est-ce à dire que la folie doive être considérée comme
» une phlegmasie de la surface du cerveau, ainsi qu'on
» l'a avancé avec plus de hardiesse que de vérité ?

» Pour ne pas adopter cette opinion, il suffit de réfléchir
» que la folie aiguë peut exister indépendamment de toute
» altération anatomique de l'encéphale... Mais on ne peut
» se refuser à admettre que ce travail organique, qui donne
» lieu à la folie aiguë, ne soit un mode de suractivité cir-
» culatoire et nerveuse qui se rapproche de la phlegmasie
» et qui l'atteint souvent quand la maladie a acquis son
» summum de développement. »

En rapprochant, dans un groupe distinct, un certain nombre d'observations sous le nom de folie passant à l'état paralytique, j'ai eu pour intention de mieux faire comprendre, à l'aide des faits, ce point de doctrine qui correspond à cet axiome, si justement applicable aux phénomènes de la vie, que la nature ne procède pas par sauts.

Dans mon *Traité de la folie* (p. 271), j'ai dit :

« Ces observations m'ont paru propres à faire saisir le
» rapport qui doit se continuer et qui se continue en effet,
» entre les altérations et les symptômes, pendant la période
» de transition qui amène la transformation de la folie sim-
» ple en folie paralytique. »

Ces faits de transition entre les deux extrêmes de la folie sont à la fois, pour la science, une difficulté au point de vue nosologique, une lumière au point de vue pathogénique. Ces nuances qui conduisent, par groupes plus ou moins saisissables, de la folie la plus purement dynamique à la folie la plus complétement plastique, se montrent même sans sortir du cadre le plus rigoureux où se renferme nosologiquement la folie simple.

Le temps me manque pour développer ce point de doctrine. Qu'il me suffise de rappeler aux aliénistes, qu'il y a une manie aiguë, avec ou sans délire ambitieux, qui se rapproche de si près de la méningite, que c'est à peine si elle s'en sépare par quelques différences dans les symptômes et dans les altérations anatomiques, et qui, comme la méningite, peut amener, dans une marche presque aussi rapide, la même terminaison funeste par la mort.

Ce qui se montre pour moi avec une entière évidence dans les diverses espèces de la folie, c'est-à-dire l'existence d'un développement morbide, semblable ou analogue, qui peut se circonscrire, au point de vue des phénomènes plastiques, dans le domaine des maladies purement dynamiques, des

névroses, et qui peut se rapprocher par nuances de la phlegmasie jusqu'à l'atteindre et l'exprimer au plus haut degré,
cela je le vois aussi dans d'autres maladies et surtout dans
certaines maladies du système nerveux.

Les symptômes caractéristiques de la chorée peuvent
exister sans gravité et sous la forme dynamique ; c'est
même le cas le plus ordinaire ; mais il arrive aussi parfois
que le développement des phénomènes plastiques, s'élevant
par l'hypérémie jusqu'à la méningite spinale et même à la
myélite, leur donne, avec de nouveaux caractéres, une
gravité mortelle.

Il y a des maladies de la moelle épinière qui se traduisent pendant un certain temps chez l'homme et chez la
femme par des accidents convulsifs, des hypérestésies, des
paralysies, qu'on appelle hystériques ou nerveuses, et qui
ne consistent, pendant un temps plus ou moins long, qu'en
un développement de troubles fonctionnels et une lésion
purement dynamique, en tant que matériellement inappréciable, de la moelle épinière.

Mais quand la maladie se prolonge, la moelle épinière
s'indure et s'atrophie, et il peut arriver que la maladie parvenue à ce point se termine par un ramollissement partiel
de la moelle, amenant promptement la mort. J'ai rencontré et étudié, jusqu'à la nécroscopie inclusivement, plusieurs de ces cas, dans lesquels l'existence de la maladie
de la moelle épinière, incontestable pour moi, a été con-
testée jusqu'aux derniers moments par les praticiens les
plus éminents.

Je pourrais emprunter à la pathologie beaucoup d'autres
exemples, mais ceux-ci suffisent, et sans entrer dans de
plus grands détails qui demanderaient trop de temps, je
m'arrête et je conclus.

Pour moi la folie est pathogéniquement un développement morbide essentiellement caractérisé par une perversion de l'activité dynamique qui préside aux phénomènes de la vie cérébrale ; cette lésion représente dans la folie simple, le plus généralement, pour l'état aigu un fait d'augmentation, pour l'état chronique un fait de diminution d'activité ; ces deux faits généraux se traduisent généralement : dans la folie aiguë, par des altérations plastiques qui expriment l'augmentation de la vie cérébrale, hypérémie de la pie-mère, de la couche corticale ; dans la folie chronique, par des altérations plastiques qui expriment la diminution de cette vie, décoloration de la couche corticale et atrophie des circonvolutions du cerveau.

Le développement morbide peut dans la folie atteindre plus ou moins immédiatement, par le développement des phénomènes plastiques, l'état de phlegmasie, et, quand cet état se produit dans la couche corticale cérébrale d'une manière sensible et permanente, l'association de la paralysie générale au trouble des facultés intellectuelles, intimement liée à ce fait, constitue une espèce distincte, une folie qui n'est plus simple, la folie paralytique.

Je n'ajouterai que quelques mots encore, si l'attention de mes auditeurs n'est pas lassée, relativement aux caractères que peut prendre le développement phlegmasique dans la folie paralytique.

Que le point de départ de la phlegmasie et son siége constant, quelquefois exclusif, soient dans la couche corticale cérébrale, c'est ce que mes recherches m'ont démontré, et ce qui concourt puissamment à prouver que le siége de la folie est dans la couche corticale cérébrale.

Que la phlegmasie puisse embrasser simultanément ou successivement, par extension plus ou moins rapide, un plus ou moins grand nombre de circonvolution, une épaisseur plus ou moins grande de la couche corticale, la pie-mère, les ganglions intra-cérébraux, la couche corticale cérébelleuse, la substance blanche du cerveau, et s'étendre même jusqu'à la moelle épinière ; c'est ce que les faits prouvent et ce qui introduit dans la marche et les manifestations symptomatiques de la maladie toutes les différences que l'observation y signale.

Pour rendre compte par analogie de toutes ces variations et aussi du fait assez fréquent des rémissions plus ou moins équivalentes à la guérison, on a judicieusement invoqué, dans le cours de la discussion, l'exemple de la phthisie pulmonaire. La comparaison pourrait utilement se soutenir si on l'étendait de la marche et des symptômes aux altérations anatomiques.

Que dans la folie paralytique, comme dans la phthisie pulmonaire, on puisse dès à présent saisir certaines relations entre la marche, les symptômes de la maladie et les variations du développement des lésions anatomiques, c'est ce qui est incontestable et ce que j'ai essayé de faire dans mes recherches.

Qu'il y ait loin de ce qu'on sait dès à présent sur ce sujet à ce qu'on peut apprendre, c'est mon avis ; et aussi, que c'est dans cette direction que les recherches doivent être surtout dirigées, si l'on tient à ce qu'elles produisent quelque fruit. Allons donc en avant, ou plutôt allez en avant, mes chers confrères, dans cette voie qui est celle du progrès, car pour moi, mon siége est fait. Mais ne lâchons pas ce que nous tenons, et ce que nous tenons je crois l'avoir suffisamment indiqué.

DE L'ATROPHIE CÉRÉBRALE

ET DU DÉCROISSEMENT GRADUEL DU CERVEAU EN RAISON DE LA
DÉGRADATION SUCCESSIVE DE L'INTELLIGENCE DANS LA FOLIE.

Dans mon *Traité sur la folie* publié en 1841, j'ai exposé le résultat de mes recherches sur l'atrophie cérébrale, et je me suis appuyé sur la considération du poids du cerveau chez 284 aliénés pour formuler une loi pathologique : le décroissement graduel du cerveau en raison de la dégradation successive de l'intelligence dans la folie simple.

Le 31 juillet 1848, j'ai présenté à l'Académie des sciences une note dans laquelle, rappelant ces résultats, je les confirmais par une nouvelle série de recherches comprenant 498 faits.

Il m'a paru utile de reproduire, en les réunissant, ces deux séries de recherches, et d'en faire ressortir le résultat capital, en l'isolant de l'ensemble des recherches anatomo-pathologiques auxquelles il se trouve associé dans mes publications précédentes.

Les faits, au nombre de 782, comprennent, en deux séries, l'une du 1er janvier 1835 au 1er mars 1841, pour 284 faits, l'autre du 1er mars 1841 au 1er janvier 1848, pour 498 faits, tous les cas de décès qui se sont produits, durant une période de treize ans, dans un asile d'aliénés où étaient admis des malades des deux sexes, appartenant à toutes les classes de la société.

Ces faits, recueillis avec le plus grand soin et d'après une méthode uniforme, ont été groupés et classés d'après la considération de l'espèce et de la durée de la maladie et du degré de l'affaiblissement intellectuel, de manière à former des catégories exactement définies.

Au point de vue du caractère nosologique, les faits ont été rapportés à la folie simple, à la folie paralytique, à la folie épileptique et à la folie compliquée de diverses maladies cérébrales accidentelles.

Au point de vue de la durée de la maladie et du degré de l'affaiblissement intellectuel, les faits ont été rapportés : d'abord, pour la folie simple, à la folie aiguë et à la folie chronique ; puis, pour la folie chronique, à quatre catégories, représentant, de la première à la quatrième, des degrés d'affaiblissement intellectuel de plus en plus considérable, caractérisés, pour la première, par une débilité intellectuelle peu intense ; pour la deuxième, par la persistance de l'état maniaque ou mélancolique ; pour la troisième, par l'existence prononcée de l'incohérence ; pour la quatrième, par un état de stupidité profonde.

Les catégories de la folie paralytique n'ont de valeur très grande, relativement à la vérification de la loi pathologique, qu'en ce qui touche les deux catégories principales de folie paralytique et de folie passant à l'état paralytique.

Les trois groupes secondaires de la folie paralytique ont été composés d'après la considération du mode de développement des deux éléments symptomatiques de la maladie, l'altération de l'intelligence et l'altération de la motilité, suivant que le développement de ces deux éléments a été simultané, première catégorie ; que le développement de l'altération de la motilité a été consécutif à l'invasion du délire, deuxième catégorie ; que les conditions de rapport de développement entre les deux éléments n'ont pu être déterminées, troisième catégorie.

(1re SÉRIE.) — *Faits recueillis du 1er janvier 1835 au 1er mars 1841.*

DÉSIGNATION des CATÉGORIES.	HOMMES.				FEMMES.			
	NOMBRE des observations.	MOYENNES. Poids de l'encéphale.	Durée de la maladie.	Age.	NOMBRE des observations.	MOYENNES. Poids de l'encéphale.	Durée de la maladie.	Age.
		kil.	jours.			kil.	jours.	
Folie aiguë.............	18	1 449	100	40	14	1 295	115	43
Folie chronique.........	51	1 363	2515	48	62	1 186	2849	52
do 1re......	5	1 402	2827	63	4	1 216	4961	55
do 2e......	16	1 395	2327	46	11	1 231	1	50
do 3e......	17	1 374	2476	46	19	1 202	3600	50
do 4e......	13	1 297	2601	48	28	1 152	2725	54
Folie paralytique........	64	1 341	596	46	15	1 191	621	43
do 1re.....	39	1 357	365	44	7	1 180	387	39
do 2e.....	18	1 330	1185	54	7	1 204	941	47
do 3e.....	7	1 281	371	42	1	1 187	23	40
Folie passant à l'état paral.	5	1 411	175	35	6	1 201	1045	40
Folie épileptique........	11	1 461	1398	41	2	1 148	2473	41
Folie compliquée........	10	1 300	2222	44	26	1 220	1698	55
Folie en général........	159	1 368	1300	45	125	1 206	1943	50

(2e SÉRIE.) — *Faits recueillis du 1er mars 1841 au 1er janvier 1848.*

DÉSIGNATION des CATÉGORIES.	HOMMES.				FEMMES.			
		kil.	jours			kil.	jours.	
Folie aiguë.............	49	1 428	112	44	15	1 253	63	49
Folie chronique.........	110	1 335	2253	48	124	1 191	1893	54
do 1re......	2	1 418	3735	53	4	1 214	2901	56
do 2e......	21	1 370	817	47	17	1 237	531	55
do 3e......	56	1 353	2278	47	66	1 210	1745	52
do 4e......	31	1 274	3083	48	37	1 129	2674	55
Folie paralytique........	102	1 315	399	42	20	1 114	557	47
do 1re......	67	1 323	235	41	6	1 074	997	40
do 2e......	28	1 314	765	46	12	1 126	413	48
do 3e......	7	1 241	497	38	2	1 166	105	61
Folie passant à l'état paral.	14	1 379	167	43	1	1 290	66	47
Folie épileptique........	20	1 382	881	32	10	1 242	1967	41
Folie compliquée........	18	1 319	1615	50	15	1 157	758	53
do aiguë...	2	1 385	60	49	4	1 229	68	45
do chroniq.	8	1 346	2541	51	8	1 151	1217	60
do paralyt.	8	1 264	1078	48	3	1 076	454	47
Folie en général.........	313	1 347	1096	44	185	1 188	1502	52

Totalité des faits recueillis du 1ᵉʳ janvier 1835 au 1ᵉʳ janvier 1848.

DÉSIGNATION des CATÉGORIES.	HOMMES.				FEMMES.			
	NOMBRE des observations.	MOYENNES.		Age.	NOMBRE des observations.	MOYENNES.		Age.
		Poids de l'encéphale.	Durée de la maladie.			Poids de l'encéphale.	Durée de la maladie.	
		kil.	jours.			kil.	jours.	
Folie aiguë..............	67	1 433	109	43	29	1 274	88	46
Folie chronique..........	161	1 344	2388	48	186	1 189	2211	53
dᵒ 1ʳᵉ.......	7	1 405	3087	61	8	1 227	3931	56
dᵒ 2ᵉ.......	37	1 381	1497	46	28	1 235	754	53
dᵒ 3ᵉ.......	73	1 358	2439	49	85	1 208	2159	52
dᵒ 4	44	1 281	2941	48	65	1 139	2696	55
Folie paralytique........	166	1 325	475	44	35	1 147	585	45
dᵒ 1ʳᵉ.....	106	1 335	283	42	13	1 131	669	40
dᵒ 2ᵉ.....	46	1 320	930	48	19	1 155	608	48
dᵒ 3ᵉ.....	14	1 261	434	40	3	1 173	78	54
Folie passant à l'état paral.	19	1 387	169	41	7	1 214	905	41
Folie épileptique.........	31	1 410	1064	35	12	1 227	2051	41
Folie compliquée........	28	1 309	1832	48	41	1 197	1354	54
dᵒ aiguë...	5	1 284	81	42	8	1 240	112	51
dᵒ chroniq.	13	1 349	3178	48	27	1 193	1748	57
dᵒ paralyt..	10	1 269	957	50	6	1 158	1238	48
Folie en général........	472	1 354	1182	45	310	1 195	1680	51

La comparaison des moyennes du poids de l'encéphale dans les diverses catégories de ces tableaux permet de reconnaître, au premier coup d'œil, l'existence de la loi pathologique du décroissement du volume de l'encéphale dans la folie, en raison de la durée de la maladie et de l'intensité de l'affaiblissement intellectuel.

En effet, les catégories principales se classent d'après le poids moyen de l'encéphale, de manière que le poids le plus considérable appartienne à la folie récente, non accompagnée d'affaiblissement intellectuel (manie et mélancolie, etc.), et le poids le plus faible à la folie ancienne et caractérisée par l'affaiblissement général de l'intelligence (démence).

	HOMMES.			FEMMES.		
	Poids moyen de l'encéphale.	Durée moyenne de la maladie.	Age moyen.	Poids moyen de l'encéphale.	Durée moyenne de la maladie.	Age moyen.
Folie aiguë................	1ᵏ 433	109 j.	43	1ᵏ274	88 j.	46
Folie chronique............	1 344	2388	48	1 189	2211	53

Le classement des catégories secondaires de la folie chronique d'après le poids moyen de l'encéphale fait encore ressortir, avec une plus entière évidence, le rapport du décroissement de l'encéphale à la dégradation de l'intelligence.

FOLIE CHRONIQUE.	HOMMES.			FEMMES.		
—	Poids moyen de l'encéphale.	Durée moyenne de la maladie.	Age moyen.	Poids moyen de l'encéphale.	Durée moyenne de la maladie.	Age moyen.
1. Simple débilité intellectuelle................	1ᵏ 405	3087	65	1ᵏ 227	3931	56
2. Debilité intellectuelle avec état maniaque ou mélancolique............	1 381	1497	46	1 235	754	53
3. Démence avec incohérence.	1 388	2439	49	1 208	2159	52
4. Etat de stupidité........	1 281	2941	48	1 139	2696	55

Le même fait se révèle par la comparaison du poids moyen de l'encéphale dans la folie passant à l'état paralytique et dans la folie paralytique, qui, par la durée et l'état de l'intelligence, se rapprochent, la première de la folie aiguë, la seconde de la folie chronique.

	HOMMES.			FEMMES.		
	Poids moyen de l'encéphale.	Durée moyenne de la maladie.	Age moyen.	Poids moyen de l'encéphale.	Durée moyenne de la maladie.	Age moyen.
Folie passant à l'état paralytique..................	1ᵏ387	169	41	1ᵏ 214	905	41
Folie paralytique	1 325	475	44	1 147	585	45

Enfin, la loi se trouve encore confirmée par la comparaison du poids moyen de l'encéphale dans la folie paralytique, qui, pour une durée moins longue, présente une dégradation intellectuelle plus rapide et plus considérable, avec le poids moyen dans la folie chronique qui, même après une durée beaucoup plus longue, ne produit pas, en général, un affaiblissement aussi intense des facultés intellectuelles.

	HOMMES.			FEMMES.		
	Poids moyen de l'encéphale.	Durée moyenne de la maladie.	Age moyen.	Poids moyen de l'encéphale.	Durée moyenne de la maladie.	Age moyen.
Folie chronique............	1ᵏ 344	2388	48	1ᵏ 189	2211	53
Folie paralytique..........	1 325	475	44	1 147	585	45

Les moyennes des âges n'offrent pas, dans les diverses catégories, des différences assez grandes, pour que l'influence de l'âge puisse être considérée cemme la cause des différences entre les moyennes de poids de l'encéphale.

Toutefois, comme l'influence de l'âge sur le poids de l'encéphale est réelle, ainsi que je l'ai établi dans mon mémoire sur le volume de la tête et de l'encéphale chez l'homme, publié en 1836, il était important de vérifier si la loi du décroissement morbide de l'encéphale dans la folie se retrouve dans les faits classés suivant les âges.

J'ai fait cette vérification pour mes observations de la première série dans mon *Traité de la folie* (1841).

Ces observations classées suivant l'âge ont donné les résultats suivants :

HOMMES	FOLIE AIGUE.		FOLIE CHRONIQUE.		FOLIE PARALYTIQ.	
	Nombre des observations.	Poids de l'encéphale.	Nombre des observations.	Poids de l'encéphale.	Nombre des observations.	Poids de l'encéphale.
Au-dessous de 20 ans.	2	1ᵏ 356	»	»	»	»
de 20 à 30	3	1 486	12	1ᵏ 363	1	1ᵏ 206
de 30 à 40	4	1 519	13	1 408	15	1 394
de 40 à 50	4	1 353	15	1 360	22	1 358
de 50 à 60	4	1 440	11	1 354	11	1 297
de 60 à 70	1	1 467	4	1 327	7	1 326
Au-dessus de 70	»	»	6	1 316	1	1 310
FEMMES.						
de 20 à 30 ans.	2	1 265	5	1 246	1	1 183
de 30 à 40	3	1 364	10	1 257	4	1 196
de 40 à 50	4	1 230	14	1 220	7	1 170
de 50 à 60	5	1 319	10	1 139	1	1 186
de 60 à 70	»	»	12	1 146	1	1 368
Au-dessus de 70	»	»	11	1 136	1	1 158

Ce tableau démontre que l'infériorité numérique des moyennes appartenant à la folie chronique est bien réellement indépendante de l'âge, puisque les moyennes de cinquante à soixante et de soixante à soixante-dix ans, dans la folie aiguë, sont supérieures aux moyennes d'un âge quelconque dans la folie chronique. Seulement la loi de l'influence de l'âge se montre dans les faits, malgré l'élément perturbateur que réalise l'existence de la folie. Il en est, au reste, de même de la loi de l'influence du sexe. Et il arrive que les influences concourant, les résultats sont plus prononcés. C'est ainsi que les moyennes, dans la folie chronique, s'abaissent, au delà de soixante-dix ans, jusqu'à 1,316 chez l'homme, et à 1,136 chez la femme.

Des résultats à peu près identiques sont mis en évidence par le classement, suivant l'âge, des faits de la seconde série, qui présentent, en outre, comme ceux de la première, d'une manière générale, pour chaque âge, un poids moyen de l'encéphale très sensiblement plus fort dans la folie

aiguë et plus faible dans la folie chronique et la folie paralytique.

HOMMES.	FOLIE AIGUE.		FOLIE CHRONIQUE.		FOLIE PARALYTIQ.	
	Nombre des observations.	Poids de l'encéphale.	Nombre des observations.	Poids de l'encéphale.	Nombre des observations.	Poids de l'encéphale.
Au-dessous de 20 ans.	»	»	1	1ᵏ 398	»	»
de 20 à 30	6	1ᵏ 484	8	1 334	2	1ᵏ 309
de 30 à 40	7	1 417	21	1 359	40	1 326
de 40 à 50	20	1 446	27	1 367	41	1 292
de 50 à 60	9	1 331	29	1 329	13	1 325
de 60 à 70	6	1 483	16	1 290	6	1 368
De 70 et au-dessus ..	1	1 354	8	1 297	»	»
FEMMES.						
de 20 à 30 ans.	»	»	6	1 118	»	»
de 30 à 40	3	1 256	22	1 216	5	1 104
de 40 à 50	4	1 238	20	1 251	8	1 106
de 50 à 60	6	1 279	31	1 199	4	1 129
de 60 à 70	2	1 202	23	1 144	3	1 136
De 70 et au-dessus...	»	»	22	1 175	»	»

L'appréciation de l'importance relative des différences
offertes par le poids moyen de l'encéphale, suivant les catégories morbides et suivant l'âge, permet de reconnaître
que les différences qui tiennent à l'influence du degré de
la folie sont plus considérables que celles qui tiennent à
l'influence de la vieillesse.

*Proportion relative du poids de l'encéphale dans les diverses catégories
morbides, le maximum du poids étant pris pour unité.*

	HOMMES.		FEMMES.	
	Poids moyen.	Proportion.	Poids moyen.	Proportion.
Folie aiguë.............	1ᵏ 433	1000	1ᵏ 274	1000
Folie chronique.........	1 344	937	1 189	933
id. 1ᵉ.....	1 405	980	1 227	963
id. 2ᵉ.....	1 381	963	1 235	969
id. 3ᵉ.....	1 358	947	1 208	948
id. 4ᵉ.....	1 281	893	1 139	892
Folie paralytique......	1 325	924	1 147	900
Folie passant à l'état pa-ralytique.............	1 387	967	1 214	952

*Proportion relative du poids de l'encéphale dans la totalité des cas,
suivant l'âge, le maximum du poids étant pris pour unité.*

	HOMMES.		FEMMES.	
	Poids moyen.	Proportion.	Poids moyen.	Proportion.
Au-dessous de 20 ans..	1ᵏ396	996	«	»
de 20 à 30	1 401	1000	1ᵏ184	971
de 30 à 40	1 387	990	1 216	998
de 40 à 50	1 356	967	1 219	1000
de 50 à 60	1 335	952	1 207	990
de 60 à 70	1 337	954	1 158	949
De 70 et au-dessus.....	1 309	934	1 160	951

Les différences qui tiennent à l'influence du degré de la
folie conservent donc complétement leur valeur inductive
pour la démonstration de la loi du décroissement du cerveau proportionnel à la dégradation de l'intelligence, malgré les différences, assez légères d'ailleurs, que les catégories morbides présentent relativement à l'âge moyen des
individus que chacune d'elles comprend.

J'ai constaté, dans mon *Traité de la folie* en 1841, que la
loi se vérifie encore par la comparaison des cas individuels
de maximum et de minimum du poids de l'encéphale.

Les faits de la première série ont fourni, sous ce point
de vue, les données suivantes :

FAITS DE LA PREMIÈRE SÉRIE.

MAXIMUM DU POIDS DE L'ENCÉPHALE.

	Poids.	Âge.	Durée de la maladie.	Catégorie de la maladie.
HOMMES.	1ᵏ 750	51	2863 j.	Folie chronique incohérente.
	1 740	31	5	Folie épileptique.
	1 702	34	922	Folie chronique maniaque.
	1 702	49	1279	Folie paralytique.
	1 682	37	77	id.
	1 680	39	300	id.
	1 620	54	8	id.
	1 617	25	72	Folie passant à l'état paralytique.
	1 609	35	4745	Folie chronique maniaque.
	1 601	35	4466	Folie épileptique.
FEMMES.	1 496	64	9490	Folie chronique maniaque.
	1 450	51	485	Folie passant à l'état paralytique.
	1 485	35	74	Folie aiguë
	1 410	57	150	id.
	1 410	65	1640	Folie chronique maniaque.
	1 407	50	45	Folie aiguë.
	1 380	28	716	Folie chronique maniaque.
	1 374	49	6570	Folie chronique incohérente.
	1 374	33	3174	id. id.
	1 368	62	173	Folie paralytique.

MINIMUM DU POIDS DE L'ENCÉPHALE.

	Poids.	Âge.	Durée de la maladie.	Catégorie de la maladie.
HOMMES.	1 060	55	1095	Folie chronique stupide.
	1 089	45	1000	Folie paralytique.
	1 100	30	150	Folie compliquée.
	1 101	42	90	Folie paralytique.
	1 125	66	307	id.
	1 136	64	195	id.
	1 140	37	790	Folie chronique maniaque.
	1 140	53	2980	Folie chronique stupide.
	1 140	54	4380	id. id.
	1 140	40	391	Folie paralytique.
FEMMES.	0 980	52	1155	Folie chronique stupide.
	0 985	68	4380	Folie chronique incohérente.
	0 985	65	4745	Folie chronique stupide.
	1 030	53	1137	id. id.
	1 031	70	16425	id. id.
	1 046	64	3425	id. incohérente.
	1 046	38	300	Folie passant à l'état paralytique.
	1 060	53	1425	Folie chronique stupide.
	1 062	25	281	Folie passant à l'état paralytique.
	1 068	44	790	Folie paralytique.

Dans les vingt cas de poids maximum, chez l'homme et chez la femme, on trouve, en ce qui se rapporte à l'âge : deux cas de 20 à 30, huit cas de 30 à 40, deux cas de 40 à 50, cinq cas de 50 à 60, trois cas de 60 à 70 ; en ce qui se rapporte à la catégorie morbide : trois cas de folie aiguë, cinq cas de folie chronique commençante, trois cas de folie chronique incohérente, cinq cas de folie paralytique, deux cas de folie passant à l'état paralytique, deux cas de folie épileptique.

Dans les vingt cas de poids minimum, chez l'homme et chez la femme, on trouve, en ce qui se rapport à l'âge : un cas de 20 à 30, trois cas de 30 à 40, quatre cas de 40 à 50, cinq cas de 60 à 70, un cas de 70 ; en ce qui se rapporte à la catégorie morbide : un cas de folie chronique commençante, deux cas de folie chronique incohérente, huit cas de folie chronique stupide, six cas de folie paralytique, deux cas de folie passant à l'état paralytique, un cas de folie compliquée.

Dans les cas de maximum de poids de l'encéphale, l'individualité domine indépendamment de l'âge et de la catégorie morbide. Dans les cas de minimum, la catégorie morbide domine indépendamment de l'individualité et de l'âge.

Des résultats analogues se retrouvent dans les faits de la deuxième série.

Aux cas de maximum du poids de l'encéphale correspondent encore principalement les cas de folie aiguë, de folie épileptique, de folie passant à l'état paralytique ; et les cas de minimum du poids de l'encéphale appartiennent exclusivement à des cas de folie chronique ou paralytique, ayant produit par une longue durée ou par une marche rapide une dégradation considérable de l'intelligence.

FAITS DE LA DEUXIÈME SÉRIE.

MAXIMUM DU POIDS DE L'ENCÉPHALE.

	Poids de l'encéphale.	Age.	Durée de la maladie.	Catégorie morbide.
HOMMES.	1ᵏ 730	22	95 j.	Folie chronique stupide.
	1 662	23	18	Folie aiguë maniaque.
	1 655	49	9	Folie épileptique.
	1 610	21	293	id.
	1 600	59	32	Folie passant à l'état paralytique.
	1 590	35	370	Folie aiguë mélancolique.
	1 584	40	1	id. id.
	1 580	20	1425	Folie épileptique.
	1 560	40	2	Folie aiguë mélancolique.
	1 560	33	85	id. id.
FEMMES.	1 480	30	277	Folie chronique incohérente.
	1 450	46	346	id. id.
	1 419	49	3427	id. id.
	1 409	47	970	id. id.
	1 385	42	1753	Folie chronique du 1ᵉʳ degré.
	1 380	44	58	Folie aiguë mélancolique.
	1 380	31	485	Folie chronique mélancolique.
	1 375	59	25	Folie aiguë mélancolique.
	1 368	45	381	Folie chronique incohérente.
	1 354	70	69	Folie chronique mélancolique.

MINIMUM DU POIDS DE L'ENCÉPHALE.

	Poids de l'encéphale.	Age.	Durée de la maladie.	Catégorie morbide.
HOMMES.	1 027	40	1117	Folie épileptique.
	1 050	47	695	Folie paralytique.
	1 090	68	6935	Folie chronique stupide.
	1 090	41	19	Folie paralytique.
	1 100	54	64	Folie compliquée paralytique.
	1 110	32	347	Folie chronique incohérente.
	1 115	32	1802	id. id.
	1 130	37	1185	Folie paralytique.
	1 135	50	73	Folie chronique stupide.
	1 140	45	611	Folie paralytique.
FEMMES.	0 900	39	1287	Folie compliquée paralytique.
	0 908	66	1040	Folie compliquée chronique.
	0 975	35	1641	Folie paralytique.
	0 995	49	1607	Folie chronique stupide.
	1 000	38	455	Folie paralytique.
	1 003	25	2035	Folie chronique stupide.
	1 011	58	749	Folie paralytique.
	1 018	68	2460	Folie chronique stupide.
	1 025	50	6415	Folie épileptique.
	1 029	41	2231	Folie paralytique.

La comparaison du poids de l'encéphale dans les diverses catégories de la folie, qui représentent d'une manière définie divers degrés d'affaiblissement de l'intelligence, met donc en évidence l'existence incontestable d'un rapport constant entre le degré de décroissement de l'encéphale et le degré d'affaiblissement de l'intelligence.

Les différences de poids qui expriment les degrés du décroissement de l'encéphale sont considérables.

Si l'on compare les moyennes, le poids de la folie aiguë étant pris pour terme de comparaison, les différences s'élèvent à 89 grammes pour les hommes et 85 grammes pour les femmes dans la folie chronique ; à 108 grammes pour les hommes et 127 grammes pour les femmes dans la folie paralytique ; à 152 grammes pour les hommes et 135 grammes pour les femmes dans le premier degré de la folie chronique.

Si l'on compare au poids moyen de la folie aiguë les poids les plus faibles individuellement constatés, les différences atteignent, comme limite extrême, 406 grammes pour les hommes, 374 grammes pour les femmes.

Ainsi s'est trouvée démontrée, par la constatation du poids de l'encéphale dans un très grand nombre de cas de folie de toute espèce (782 cas), une vérité qui m'avait déjà été révélée par les faits autrement étudiés.

Dans mon *Traité de la folie*, en 1841, je m'exprimais ainsi, p. 348 :

« La loi du décroissement graduel du cerveau en raison
» de la dégradation successive de l'intelligence dans la folie
» simple est, pour moi, mise hors de doute par les faits
» que j'ai observés. Ce n'est pas, sans quelque anxiété,
» qu'arrivé au terme de mes recherches, après avoir classé
» et groupé les faits en raison de l'état de l'intelligence,
» je me suis mis à chercher, dans la comparaison des
» moyennes de poids, la vérification de cette loi. J'avoue
» qu'en trouvant les résultats conformes à ce que j'atten-
» dais, j'ai éprouvé une satisfaction qui sera facilement

» comprise de tous ceux qui se sont voués avec ardeur à
» la recherche de la vérité. »

Ce que mes recherches d'anatomie pathologique m'avaient conduit à reconnaître et ce que mes observations sur le poids de l'encéphale ont confirmé, ce n'est pas le décroissement de l'encéphale tout entier, c'est le décroissement du cerveau proprement dit et même principalement le décroissement des circonvolutions cérébrales et de la couche corticale cérébrale.

J'ai dégagé cette vérité des observations de poids de l'encéphale, au moyen de celles de ces observations dans lesquelles il a été tenu compte, d'une manière distincte, du poids du cerveau isolé et du poids des autres parties de l'encéphale comprenant le cervelet, la moelle allongée et la protubérance.

Le tableau suivant de ces observations, groupées par catégories morbides, montre que les parties de l'encéphale autres que le cerveau ne participent, ni toujours, ni uniformément, au décroissement que le poids de l'encéphale tout entier révèle, et que le poids du cerveau, isolé des autres parties de l'encéphale, subit, suivant les catégories, un décroissement encore plus considérable que celui qui a été constaté pour l'encéphale tout entier.

Ainsi les différences des moyennes de poids du cerveau isolé, le poids du cerveau dans la folie aiguë étant pris pour terme de comparaison, se sont élevées, dans les observations : à 147 grammes pour les hommes et à 145 grammes pour les femmes dans la folie chronique ; à 151 grammes pour les hommes et à 168 grammes pour les femmes dans le dernier degré de la folie chronique, et enfin à 179 grammes pour les hommes et à 157 grammes pour les femmes dans la folie paralytique.

POIDS MOYEN DU CERVEAU PROPREMENT DIT, DANS LES DIVERSES CATÉGORIES MORBIDES.

HOMMES.	Nombre des observa- tions.	Age.	Durée de la maladie.	MOYENNES. Poids. encéphale.	Cervelet.	Cerveau.
Folie aiguë.......	3	40	119	1k 370	0k 159	1k 311
Folie chronique..	14	48	2747	1 330	0 166	1 164
id. 1°	1	81	1395	1 189	0 160	1 029
id. 2°	3	35	2798	1 384	0 173	1 211
id. 3°	7	49	2749	1 340	0 174	1 165
id. 4°	3	50	3141	1 300	0 140	1 160
Folie paralytique.	14	44	739	1 296	0 166	1 132
FEMMES.						
Folie aiguë.....	1	56	180	1 331	0 189	1 142
Folie chronique.	14	57	3522	1 145	0 148	0 997
id. 1°	»	»	»	»	»	»
id. 2°	1	71	191	1 163	0 159	1 004
id. 3°	4	47	3964	1 200	0 154	1 046
id. 4°	9	59	3695	1 148	0 144	0 974
Folie paralytique.	1	42	768	1 156	0 171	0 985

Ainsi se trouve, en définitive, restreinte au cerveau proprement dit, par la généralité des faits, la loi pathologique du décroissement atrophique proportionnel à la dégradation intellectuelle dans la folie.

Mes observations anatomo-pathologiques ont conduit cette démonstration à un degré de précision encore plus grande.

Voici ce que j'ai exposé à ce sujet dans mon *Traité de la folie*, en 1841, p. 350 et suivantes :

« Bien que l'introduction de la considération du poids
» du cerveau, dans la détermination de l'influence exercée
» par les diverses phases de la folie sur la nutrition de cet
» organe, ait pu légitimement conduire à des inductions
» dont la vérité et l'importance ne sauraient être, à mon
» avis, contestées, il faudrait bien se garder de prendre
» pour élément absolu de décision le poids du cerveau, s'il
» s'agissait de constater l'existence ou l'absence de l'atro-
» phie dans tel ou tel cas particulier. L'atrophie du cer-

— 68 —

» veau, habituellement partielle, porte plus souvent sur les
» deux tiers antérieurs des hémisphères, souvent sur le
» quart antérieur, quelquefois sur quelques circonvolutions
» seulement des lobes antérieurs ou de la région syncipi-
» tale. Il résulte de là que l'atrophie peut exister dans un
» cerveau dont le poids est néanmoins ordinaire ou même
» considérable (1).

» L'atrophie comprend ordinairement toute l'épaisseur
» des circonvolutions et porte simultanément sur la couche
» corticale et sur la substance blanche. Quelquefois elle
» paraît plus prononcée ou dans la couche corticale, ou
» dans la substance blanche.

» L'atrophie, lorsqu'elle est très prononcée, se constate,
» à la première inspection, à l'aide de caractères que la
» préoccupation systématique ou l'inexpérience peuvent
» seules faire méconnaître (2). Dans ses divers degrés d'in-
» tensité, elle ne saurait échapper à une observation at-
» tentive, même alors que la supputation du poids ne serait

(1). J'avais fait cette remarque dès 1838, dans mon *Mémoire sur les altérations de l'encéphale*, qui contient ce passage : « Dans plusieurs » cas, quoique le cerveau fût lourd, j'ai constaté une atrophie très sen- » sible et même très considérable des lobes antérieurs ; » et où j'ai cité un cas très curieux d'encéphale très notablement atrophié à l'extrémité de ses lobes antérieurs, quoique pesant 1^{kil},515, p. 183.

(2) Voici les caractères assignés à cette altération, dans mon Mé- moire de 1838 :

Les circonvolutions sont amincies ; elles ont moins de hauteur du fond de l'anfractuosité à leur bord libre. La surface de ce bord libre, étroite, offre souvent des dépressions Les anfractuosités, moins pro- fondes, ont plus de largeur et sont comme béantes. Quand l'altération est très prononcée, les anfractuosités n'existent réellement plus et ne sont qu'indiquées par des sillons, des dépressions superficielles. Les circonvolutions ne sont plus que des bosselures.

Cette altération dans les lobes antérieurs modifie leur forme générale et les rend plus étroits, plus courts, plus pointus.

La diminution de volume paraît s'opérer à la fois aux dépens de la

» pas susceptible de la mettre en évidence. De ce que la ba-
» lance est un instrument d'observations rigoureuses à cer-
» tains égards, il n'en résulte pas que l'observateur doive
» désormais fermer les yeux sur ce qui a une existence
» réelle, bien que la balance soit impuissante à le révéler.

» Ces considérations sont tout à fait applicables à un autre
» mode d'appréciation de l'atrophie, que je n'ai pas négligé
» et qui consiste à mesurer les dimensions des parties atro-
» phiées. Plusieurs fois j'ai eu l'occasion de signaler, dans la
» notice nécrologique de mes observations, le fait de l'amin-
» cissement de la couche corticale. Cet amincissement, qui
» varie d'un tiers à deux tiers de l'épaisseur de la couche,
» se constate très bien par la simple inspection, pour peu
» qu'on ait l'habitude de telles appréciations; ce qui ne
» veut pas dire que la mensuration ne soit pas un moyen
» plus rigoureux de détermination. Mais, n'eût-on jamais
» mesuré la quantité de cet amincissement, la réalité de cet
» amincissement n'en serait pas moins incontestable. »

Dans un certain nombre de cas, j'ai mesuré l'épaisseur
des circonvolutions cérébrales, notamment de la deuxième
circonvolution horizontale qui s'offre à la pointe du lobe
antérieur, et l'épaisseur de la couche corticale dans les cir-

---

substance blanche et de la substance grise. Cependant elle paraît relativement plus considérable dans la couche corticale que dans les fibres
blanches.

J'ai eu plusieurs fois l'occasion de constater une atrophie partielle de
la couche corticale, atrophie qui, dans certains points, avait assez di-
minué l'épaisseur de la couche corticale, pour que la substance blanche
apparût par transparence au travers de cette couche. Dans d'autres
points, la couche corticale avait complétement disparu, et la substance
blanche était à nu.

Il n'est pas rare de rencontrer, à la surface de la couche corticale, une
multitude de petites lacunes qui donnent à cette surface un aspect cha-
griné. Cette altération me paraît devoir être rapportée à l'atrophie.
(P. 105 et 106)

convolutions des lobes antérieurs, de la convexité du cerveau et de la base des lobes antérieurs et moyens.

Voici les résultats de ces recherches classés par catégories morbides :

Catégories morbides.		Poids de l'encéphale.	Epaisseur de la circonvolut. antérieure.	Épaisseur de la couche corticale dans les circonvolutions		
				des lobes antérieurs.	de la convexité du cerveau.	de la base des lobes antérieurs et moyens.
			m	m	m	m
HOMMES.						
Folie chronique	2ᵉ	1,590	18,0	»	»	»
Folie chronique	2	1,382	8,5	2 0	3,0	4,0
Folie chronique	3	1,260	»	1,8 à 2ᵐ,0	2,5	3,5
Folie chronique	3	1,250	5,0 à 7ᵐ	3.0	3 0	4,0
Folie chronique	3	1,180	7,0	1,5 à 2ᵐ,0	3,0 à 4ᵐ,0	»
Folie chronique	4	1,520	»	1,0 à 2ᵐ,0	»	»
Folie chronique	4	1,425	6,0	2,0	»	»
Folie chronique	4	1,350	5,0 à 6ᵐ	1,5 à 2ᵐ,0	3,0	3 5
Folie chronique	4	1,290	6,0	2 0 à 3ᵐ,0	3,0 à 4ᵐ,0	»
Folie chronique	4	1,235	6 0	1,5 à 2ᵐ,0	2,0 à 3ᵐ,0	4,0
Folie chronique	4	1,144	7,0	2,0 à 2ᵐ,5	3,0	»
Folie chronique	4	1,120	»	1,5 à 2ᵐ,0	»	»
Folie paralytique	»	1,272	5,0 à 6ᵐ	1,5 à 2ᵐ,0	1,5 à 2ᵐ,0	3,0 à 3ᵐ,5
Folie paralytique	»	1 205	»	1,5 à 2ᵐ,0	»	»
Folie paralytique	»	1,200	3,0 à 4ᵐ	1,0 à 1ᵐ,5	»	»
Folie paralytique	»	1,170	»	1,5 à 2ᵐ.0	2,5	»
Folie paralytique	»	1,089	5,0	»	»	»
FEMMES.						
Folie aiguë	»	1,350	8,5	3,5	3 5 à 4ᵐ.0	4,5
Folie aiguë	»	1,331	7,0	»	»	»
Folie chronique	2	1,410	»	2,0 à 3ᵐ,0	»	»
Folie chronique	2	1,380	7,0	2,0 à 3ᵐ,0	»	»
Folie chronique	2	1,175	5,0 à 6ᵐ	2,0	»	»
Folie chronique	3	1,304	»	2,0	»	»
Folie chronique	3	1,160	5 0	2,0	2,0	3,0 à 3ᵐ,5
Folie chronique	3	1,135	6,0 à 7ᵐ	1,0 à 1ᵐ,5	2,0 à 2ᵐ,5	2,0 à 3ᵐ,0
Folie chronique	4	1,295	5,0 à 6ᵐ	2,0	»	»
Folie chronique	4	1,145	6,0	2,0 à 3ᵐ,0	3,0	»
Folie chronique	4	1,080	5,0	1,5 à 2ᵐ,0	2,0	3,0 à 4ᵐ,0
Folie chronique	4	0,980	7,0	1,5 à 2ᵐ.0	»	3,0 à 3ᵐ,5
Folie paralytique	»	1,355	»	1,5 à 2ᵐ,0	»	4,5
Folie paralytique	»	1,200	5,0	»	»	»
Folie paralytique	»	1,150	3,0 à 4ᵐ	1,0 à 2ᵐ,0	2,0 à 2ᵐ,5	2,0 à 4ᵐ,0
Folie paralytique	»	0,900	»	2,0	3,0	»

Des faits consignés dans ces tableaux, il résulte que l'épaisseur de la couche corticale a varié, dans les lobes antérieurs, d'un millimètre à 3 millimètres et demi, et que l'é-

— 71 —

paisseur d'une circonvolution déterminée , la deuxième circonvolution horizontale de la pointe des lobes antérieurs, a varié de 3 à 18 millimètres, ce qui établit suffisamment que des différences très notables peuvent exister dans les dimensions de ces parties.

Si l'on vient ensuite à comparer les faits entre eux, il est facile de s'assurer que les plus petites dimensions, exprimant le plus évidemment l'atrophie, appartiennent aux cas où la nature de la maladie, d'après la loi que j'ai formulée, comportait l'existence de cette altération au plus haut degré, c'est-à-dire aux cas de folie chronique du dernier degré et aux cas de folie paralytique.

Les faits de mensuration sur des cerveaux, soit de suppliciés, soit d'individus ayant succombé à des maladies étrangères à la folie et non cérébrales, que j'ai consignés dans mon *Traité de la folie*, en 1841, sont de nature à donner une valeur absolue à cette induction tirée de la comparaison des dimensions dans les diverses espèces de la folie.

Désignation des individus	Age.	Poids de l'encé-phale.	Épaisseur de la circonvolut. antérieure.	Épaisseur de la couche corticale dans les circonvolutions		
				des lobes antérieurs.	de la convexité du cerveau.	de la base des lobes antérieurs et moyens.
HOMMES.						
Supplicié......	21	»	9	»	»	»
Supplicié......	22	1,353	9	2,5 à 3ᵐ,0	3,0 à 4ᵐ,0	4.0
Supplicié.....	22	1,250	10	2,5 à 3ᵐ,0	3,0 à 4ᵐ,0	4,0 à 4ᵐ,5
Homme mort par gastro-entérite........	26	1,409	9 à 10ᵐ	2,0 à 2ᵐ,5	3,0 à 4ᵐ,0	4,0
Homme mort par gangrène .	65	1,210	»	2,0 à 2ᵐ,5	2,5 à 3ᵐ,0	3,0
FEMMES.						
Suppliciée.....	45	1,320	10	2,5	3,0 à 5ᵐ,0	»
Femme morte par péritonite.	22	1,122	7	2,0 à 2ᵐ,5	3,0 à 3ᵐ,5	3,5 à 4ᵐ,0
Femme rachitique morte par phthisie..	18	1,095	7	2,0 à 2ᵐ,5	3,0	4,0

Les faits d'atrophie et la loi pathologique qui les gou-
verne dans la folie, en démontrant que le rapport du décroissement atrophique à la dégradation intellectuelle
s'exprime matériellement d'une manière principale dans la
couche corticale du cerveau, sont une nouvelle confirmation
de ma doctrine physiologique sur le siége organique du
déploiement central de la force psychique chez l'homme.